L'INFECTION MÉNINGOCOCCIQUE

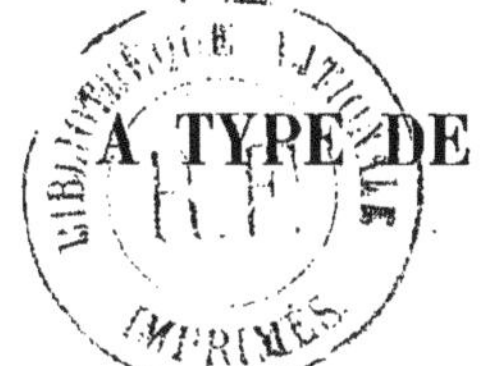

A TYPE DE FIÈVRE INTERMITTENTE

PAR

Le Dr Paul BRETTE

Interne lauréat des Hôpitaux de Lyon (Prix Bonnet, 1911),
Moniteur d'hygiène à la Faculté de Médecine,
Diplômé d'hygiène.

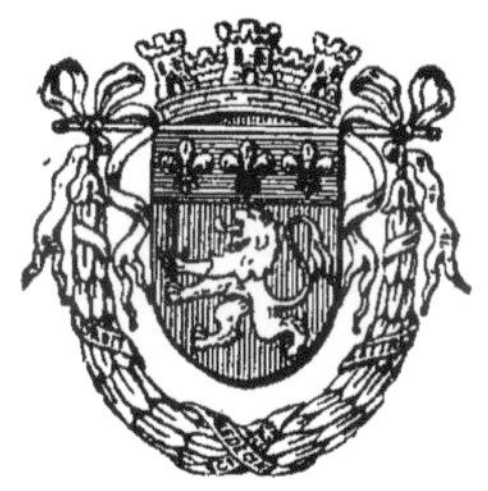

LYON

A. REY, IMPRIMEUR-ÉDITEUR DE L'UNIVERSITÉ
4, RUE GENTIL, 4

1918

L'INFECTION MÉNINGOCOCCIQUE

A TYPE DE FIÈVRE INTERMITTENTE

L'INFECTION MÉNINGOCOCCIQUE

A TYPE DE FIÈVRE INTERMITTENTE

PAR

Le Dr Paul BRETTE

Interne lauréat des Hôpitaux de Lyon (Prix Bonnet, 1911),
Moniteur d'hygiène à la Faculté de Médecine,
Diplômé d'hygiène.

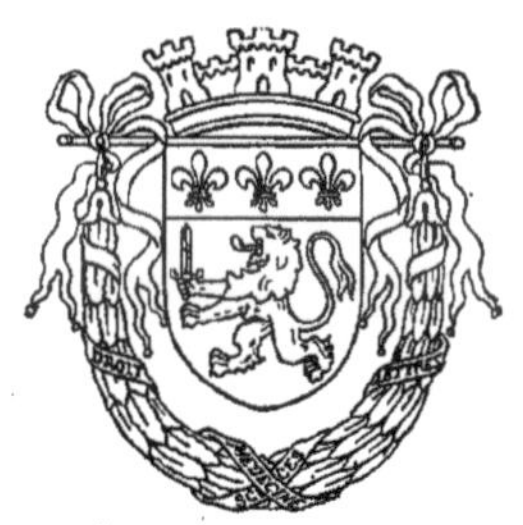

LYON

A. REY, IMPRIMEUR-ÉDITEUR DE L'UNIVERSITÉ
4, RUE GENTIL, 4

1918

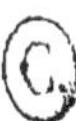

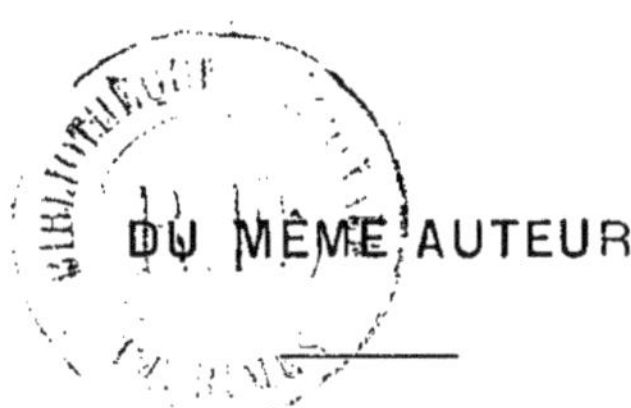

DU MÊME AUTEUR

De l'hémiplégie terminale dans la tuberculose pulmonaire (en collaboration avec le Dr ROUBIER). *(Province médicale,* 11 novembre 1911.)

Sur un cas de parotidite pneumococcique (en collaboration avec le Dr ESPRIT). *(Archives de Médecine et de Pharmacie militaires,* août 1912.)

Maladie bleue tardive, d'origine syphilitique héréditaire *(Société médicale des Hôpitaux de Lyon,* 24 mars 1914; *Lyon médical,* 5 avril 1914.)

Granulie et méningite tuberculeuse, ayant eu comme point de départ une métrite caséeuse, suite d'avortement. *(Lyon médical,* 19 mai 1914.)

Méningite cérébro-spinale à caractère de fièvre intermittente (en collaboration avec le Dr SERR. *(Société médicale des Hôpitaux de Paris,* 28 décembre 1917.)

Tentative de fraude au moyen de l'ovoalbumine (en collaboration avec MM. SERR et BIRON). *(Archives de Médecine et de Pharmacie militaires,* décembre 1917.)

Orchite ourlienne ayant précédé l'apparition de la tuméfaction parotidienne. Valeur diagnostique de la céphalée (en collaboration avec le Dr SERR). (Communication à la Société médico-chirurgicale militaire de la XIVe Région, *Lyon médical,* mars 1918.)

Pleurésie purulente à bacille d'Eberth (en collaboration avec MM. TAVERNIER et SERR). *(Société médicale des Hôpitaux de Paris,* 1er février 1918.)

A LA MÉMOIRE DE MON FRÈRE

A MON PÈRE ET A MA MÈRE

AVANT-PROPOS

Un devoir, bien doux à remplir, s'impose à nous au début de cette thèse, devoir fait de toute la gratitude que nous devons à ceux qui nous ont conseillé et guidé au cours de nos études médicales.

Notre pensée émue va tout d'abord à ce Maître aimé, à qui nous devons tant, et dont nous pleurons encore la disparition si brutale, M. le professeur Jules COURMONT. *Il nous avait accueilli dans son laboratoire au début de notre première année d'internat, et nous avait fait l'honneur de nous admettre parmi ses élèves ; malgré toutes ses occupations, il ne nous avait ménagé ni ses encouragements, son réconfort et même ses soins. Nous dédions à sa mémoire notre travail, bien faible hommage de notre reconnaissance infinie.*

Notre Maître, M. le professeur Paul COURMONT *a bien voulu présider notre jury de thèse : nous étions son interne au moment de la mobilisation, nous avons actuellement encore l'honneur de travailler sous ses ordres. Ses conseils nous ont été précieux ; il nous a aidé dans la composition de ce travail.*

Nous le prions de bien vouloir accepter l'expression de notre gratitude.

Nous remercions M. le professeur PAVIOT, *dont nous avons été l'externe, puis l'interne, et* M. le professeur NICOLAS, *qui ont bien voulu accepter de faire partie de notre jury : c'est un honneur dont nous apprécions tout le prix.*

M. le Dr L. GALLAVARDIN, médecin des hôpitaux, *a été notre premier Maître en médecine ; nous nous rappellerons toujours ses encouragements au début de nos études. Il nous a prodigué, ainsi qu'aux nôtres, dans des circonstances douloureuses, les marques de son extrême bonté : qu'il veuille bien recevoir l'hommage de notre profonde reconnaissance.*

Nous n'oublions pas toute la bienveillance que nous avons trouvée dans leurs services hospitaliers, auprès de nos Maîtres : M. le professeur BÉRARD, M. le professeur agrégé VILLARD, *ainsi qu'auprès de* M. le Dr BARJON, médecin des hôpitaux. M. le professeur agrégé CADE *fut notre médecin-chef à l'hôpital de Saint-Pol-sur-Ternoise, malheureusement pendant une période trop courte : ce furent les meilleurs temps de notre séjour au front.*

Que M. le Dr MOLIN, chirurgien des hôpitaux ; M. le professeur agrégé Lucien THÉVENOT ; M. le Dr ROCHAIX, *qui nous ont donné, avec leurs conseils, de si nombreuses marques d'amitié, reçoivent nos bien sincères remerciements.*

M. le professeur NETTER, membre de l'Académie de Médecine, *a le premier attiré l'attention sur la* forme rare d'infection méningococcique que nous avons étudiée. Il nous a fait le très grand honneur d'approuver le choix de notre thèse et a bien voulu faciliter nos recherches. Nous l'assurons de nos sentiments de respectueuse reconnaissance.

M. le professeur agrégé Serr nous a facilité l'accès de son service de contagieux à Valence. Nous n'oublions pas l'accueil que nous avons toujours trouvé près de lui, les conseils qu'il nous a donnés et l'en remercions bien vivement.

A nos camarades d'internat, à nos amis, nous adressons nos meilleurs vœux de succès et d'avenir et l'expression de nos sentiments de cordiale sympathie.

L'INFECTION MÉNINGOCOCCIQUE

A TYPE DE FIÈVRE INTERMITTENTE

INTRODUCTION ET DIVISION

Pendant longtemps, la méningite cérébro-spinale a été considérée comme l'unique manifestation de l'infection par le méningocoque de Weichselbaum ; puis peu à peu s'est précisée la notion de la septicémie méningococcique, c'est-à-dire de l'infection sanguine par le méningocoque. Cette notion est d'un grand intérêt pour la pathogénie de la méningite cérébro-spinale : tandis que pour certains auteurs, le méningocoque passe du rhino-pharynx dans les méninges en utilisant la voie lymphatique, en particulier les gaines lymphatiques périnerveuses de la muqueuse olfactive, pour d'autres au contraire il emprunte la voie sanguine. D'après ces derniers auteurs, la méningite cérébro-spinale est précédée toujours d'une période de méningococcie ; analogue en cela à la pneumonie, elle est le résultat d'une infection générale. Le méningocoque

passe dans le sang et se localise très rapidement dans
l'organe qui lui convient le mieux : la méninge, de
même que le pneumocoque, se fixe sur le poumon. Mais
cette localisation méningée, pour être habituelle, n'est
pourtant ni constante, ni fatalement précoce ; elle peut
être tardive, elle peut même manquer ; la méningococcie est alors le phénomène morbide capital.

Nombreuses sont les formes de la méningococcie :
tantôt elle s'accompagne de manifestations au niveau
de l'appareil respiratoire, congestion pulmonaire, pleurésie (Monziols et Loiseleur), hémothorax double
(Rist et Paris), tantôt de signes d'ictère grave (Bovaird), tantôt de ceux d'une néphrite aiguë (Rist et
Paris). Dans certains cas, la méningococcie prendra
l'aspect d'un rhumatisme infectieux, donnant des
manifestations articulaires, qui peuvent aller de l'arthralgie à l'arthrite suppurée. Dans d'autres, elle prend
le masque d'un purpura infectieux (Netter). Le cœur
est parfois touché avec une prédilection toute particulière, et la méningococcie évolue comme une endocardite végétante (Schotmüller).

Mais à côté de ces formes, où la localisation est
manifeste, il en est d'autres où la méningococcie reste
une septicémie pure. Son évolution est tantôt très rapide, tantôt lente, et alors, bien souvent l'abdomen se
météorise et gargouille, il y a de la diarrhée, des taches
rosées, la rate est grosse et sensible : c'est la typhose
méningococcique. Enfin parfois l'infection du sang par
le méningocoque est essentiellement caractérisée par
de la fièvre, sous forme d'accès intermittents, survenant brusquement après une journée d'apyrexie,

accompagnés de frissons et suivis de sueurs, comme dans les accès fébriles paludéens. Netter a insisté à plusieurs reprises sur la fièvre intermittente par infection méningococcique, et montré comme il est souvent difficile de trouver la cause de ces accès fébriles. La guerre, en permettant d'observer d'innombrables cas de paludisme est venue donner à cette forme d'infection, un intérêt tout particulier, et d'autre part, la fièvre intermittente a été signalée depuis la guerre, par plusieurs auteurs dans des méningococcies subaiguës.

Pendant l'été 1917, nous avons eu l'occasion d'observer avec M. le professeur agrégé Serr, à l'hôpital des Contagieux de Valence, des accès de fièvre intermittente chez un malade évacué du front pour une septicémie atténuée qui durait depuis près de trois mois. Une méningite fruste vint bientôt nous donner l'explication de cette infection prolongée. Le malade soumis au traitement sérothérapique guérit rapidement. Le haut intérêt de cette observation, tant au point de vue diagnostic clinique que thérapeutique et prophylactique, nous a engagé à réunir les cas d'infection méningococcique, ayant évolué avec des accès fébriles intermittents et à faire de leur étude le sujet de notre thèse.

Nous diviserons notre étude en deux parties :

Dans la première, nous exposerons en détails les observations, que nous avons pu réunir.

Dans la deuxième, nous essaierons de dégager de

ces observations les différentes caractéristiques du syndrome fièvre intermittente au cours de l'infection par
le méningocoque ; nous verrons avec quelles affections
il ne doit pas être confondu, et quelle est la thérapeutique à lui opposer.

PREMIÈRE PARTIE

ÉTUDE DES OBSERVATIONS

CHAPITRE PREMIER

SEPTICÉMIES MÉNINGOCOCCIQUES

AYANT ÉVOLUÉ AVEC DE LA FIÈVRE INTERMITTENTE
(HÉMOCULTURES POSITIVES)

La fièvre intermittente peut apparaître : 1° au cours de septicémies méningococciques pures, 2° au cours de septicémies suivies de méningite cérébro-spinale.

1° La fièvre intermittente au cours de septicémies méningococciques, non suivies de méningite cérébro-spinale.

OBSERVATION I (Monziols et Loiseleur)

B..., vingt-deux ans, accuse comme antécédent pathologique une angine en janvier 1909, qui dura quelques jours.

Le *25 avril*, il se plaint de céphalée et de courbature générale. Après quelques jours d'observation avec température normale, il fait subitement un frisson avec 40 degrés. Le lendemain, la température est à 36°2, le malade n'accuse plus aucun malaise et se plaint seulement qu'on le laisse à la diète.

Le surlendemain, et dans la suite *tous les deux ou trois jours*, le malade fait de nouveaux *accès de fièvre*. Chaque accès est précédé d'un léger malaise ; durant quelques heures, le malade est angoissé, le teint cireux, il éprouve du dégoût pour toute nourriture. Le frisson commence par un tremblement dans la main gauche gagnant peu à peu tout le membre, puis la main et le bras droits. Les membres supérieurs et le thorax sont agités de tremblements et de soubresauts persistants pendant une heure ; les jambes restent en partie immobiles ; puis le stade chaleur survient, quelques sueurs peu abondantes, et tout rentre dans l'ordre. A ce moment, le malade se ressaisit et l'inappétence qui a marqué le début de l'accès est remplacée par un besoin impérieux de prendre de la nourriture.

Du *1er au 20 avril*, le malade a eu sept à huit accès de fièvre. Mais l'accès passé, il n'accuse aucun malaise et, malgré les examens répétés de ses différents organes, aucun signe clinique ne permet de poser un diagnostic.

Nous avions pensé au début à des accès de fièvre paludéenne ; l'interrogatoire du malade était négatif à ce sujet. Originaire de Conneré-sur-Sarthe, il n'avait jamais quitté son pays avant son incorporation au régiment de Laval ; il ne connaît pas d'étang ou de marécage dans la localité, qui est exempte de fièvre paludéenne, et, à part une angine au début de l'année, il n'a jamais été malade.

Observant à ce moment quelques cas de méningite cérébro-spinale, nous fîmes une ponction lombaire le 16 avril 1909 après un accès qui atteignit 40°2 de température. Le liquide céphalo-rachidien s'écoule sans pression, limpide et normal, et son ensemencement sur gélose ascite ainsi que l'examen extemporané du culot de centrifugation ne révéla aucun élément pathogène. Nous attendîmes un nouvel accès, le 19, pour pratiquer une hémoculture.

Vingt centimètres cubes de *sang* furent prélevés aseptiquement dans une veine du pli du coude, défibrinés, ensemencés sur bouillon simple et bouillon sérum-ascite.

Après quarante-huit heures d'étuve à 38 degrés, on constata à l'examen microscopique du bouillon-sérum, l'existence de germes en grains de café, se présentant par deux ou par quatre et ne prenant pas le Gram, faisant fermenter la dextrose et non la lévulose, et agglutinés au 1/300 par le sérum du malade, au 1/100 par un échantillon frais et non chauffé de sérum Dopter.

Le 23 avril, la température était à 37 degrés, et le malade entrait définitivement en convalescence.

On remarquera dans cette observation les accès fébriles, survenant tous les deux ou trois jours, accompagnés d'un frisson intense, suivi d'un stade de chaleur et de sueurs.

Le méningocoque fut mis en évidence par l'hémoculture ; mais celle-ci n'ayant été pratiquée que le vingtième jour de la maladie, on ne put appliquer un traitement spécifique par la sérothérapie ; la prise de sang coïncida en effet avec le dernier accès de fièvre.

Assez analogue à cette observation est le cas suivant avec des accès fébriles tous les deux jours.

OBSERVATION II (Chevrel et Bourdinière)

Mme T..., quarante-deux ans, exerce la profession d'apprêteuse de soie. Elle ne présente d'autres antécédents pathologiques qu'une pleurésie avec épanchement survenue il y a deux ans.

La maladie actuelle a débuté, au commencement du mois d'avril 1910, par quelques troubles généraux : frissons répétés, céphalée diffuse, lassitude générale, courbature avec prédominance des douleurs au niveau des membres inférieurs. Ces phénomènes n'empêchent pas la malade de se livrer à ses occupations. Cependant, les derniers jours de chaque semaine, la fatigue l'oblige à garder le lit.

La malade entre à l'Hôtel-Dieu de Rennes le 16 avril 1910. Elle présente alors une éruption généralisée à tout le corps, mais prédominant au jambes et offrant l'aspect de l'érythème noueux : nodosités peu étendues, presque indolores, superficielles pour la plupart, s'accompagnant d'un léger œdème et d'une coloration rouge sombre de la peau. Cet érythème siège de préférence autour des articulations. On le retrouve sur les bras, les mains, les doigts, au niveau du front. On sent également çà et là, par le palper, quelques nodules plus profondément situés, roulant sous le doigt, indolores et de consistance presque fibreuse, qui sont, au dire de la malade, des reliquats d'anciens placards érythémateux.

Les douleurs ressenties au niveau des membres inférieurs sont vives, continues, diffuses, un peu exagérées par la pression des masses musculaires et la mobilisation des articulations. Les coudes sont également douloureux, mais on ne trouve nulle part de fluxions articulaires. La malade accuse de violents maux de tête, qui apparaissent brusquement, durent une heure ou deux, puis disparaissent pour se reproduire ensuite plusieurs fois dans les vingt-quatre heures.

On ne trouve aucun signe de réaction méningée. Pas de vomissements, pas de raideur de la nuque ni de signe de Kernig. La malade est habituellement constipée.

L'appétit est un peu diminué. La langue est légèrement saburrale. L'appareil respiratoire est absolument normal. Il y a des traces d'albumine dans les urines, pas de sucre. Le pouls est régulier ; on compte 75 pulsations. La température oscille entre 38°5 et 36°8.

Du *16 avril au 2 mai*, nous assistons à l'évolution d'accès de fièvre rappelant de près ceux qu'on observe dans le paludisme. L'accès survient irrégulièrement, le plus souvent tous les deux jours. Il est généralement annoncé le matin par une exacerbation marquée de la céphalée et un malaise général. Puis surviennent des frissons pendant une heure ou deux, un stade de chaleur de durée plus longue. Enfin, vers le soir, des sueurs abondantes en marquent la terminaison. Chaque fois que l'accès fébrile survient, on note une élévation marquée de la température vespérale. Elle atteint jusqu'à 39°6. Le matin, retour à l'apyrexie. La malade éprouve, d'ailleurs, après l'accès une vraie sensation de bien-être et jouit d'un sommeil réparateur. Souvent une poussée d'érythème noueux suit la terminaison de l'accès et apparaît dans la nuit.

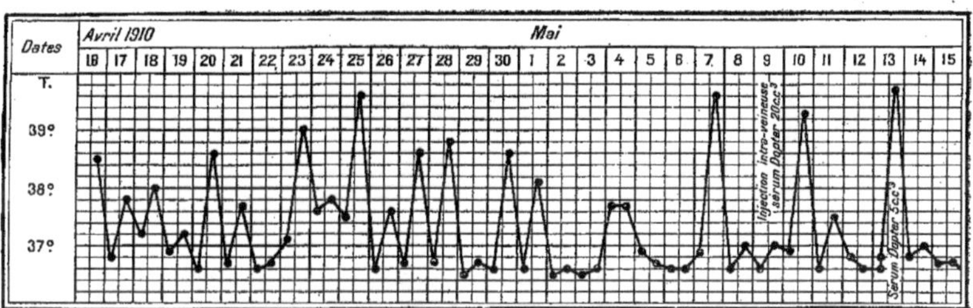

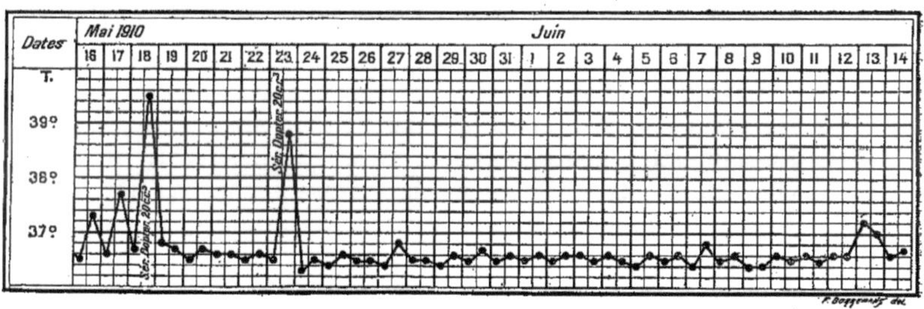

Tracé du *Bulletin de la Société médicale des Hôpitaux de Paris* (Masson et Cie, éditeurs).

Le diagnostic reste très hésitant jusqu'au 30 avril, jour où l'ensemencement du sang nous permet d'isoler le méningocoque classique.

Le *6 mai*, nous pratiquons une ponction lombaire, bien qu'il n'y ait aucun signe de méningite. Elle donne issue à un liquide parfaitement clair et absolument normal. Examen microscopique et culture restent négatifs.

Après quelques jours d'apyrexie et de santé relativement bonne, la malade est prise, le 7 mai, d'un nouvel accès de fièvre avec élévation de température à 39°6.

Le *9 mai*, nous injectons, dans les veines, 20 centimètres cubes de sérum antiméningococcique de Dopter. Le lendemain, 10 avril, survient un nouvel accès fébrile. La température atteint 39°3.

Les *11 et 12 mai*, apyrexie. Le 13, nouvelle injection de sérum de 5 centimètres cubes ; le jour même, se produit un nouvel accès de fièvre avec une température de 39°5.

Du *14 au 19 mai*, apyrexie relative. Une nouvelle injection intraveineuse de 20 centimètres cubes de sérum est pratiquée. La malade présente, le soir même, un accès violent avec 39°4 de température.

Après quatre jours d'apyrexie complète, le 23 mai, la céphalée ayant réapparu, nous inoculons à nouveau dans les veines 20 centimètres cubes de sérum. Le soir, nouvel accès fébrile : température, 38°7. Cette dernière injection de sérum, faite le matin à 10 heures, a été immédiatement suivie d'une crise anaphylactique caractérisée par les phénomènes suivants : cyanose très marquée du visage, sensation d'angoisse, de mort imminente, agitation. Le pouls et la respiration n'ont pas présenté de modifications. Ces accidents, assez alarmants, n'ont duré que quelques minutes et tout est rentré dans l'ordre.

Depuis le *23 mai*, la température est demeurée au-dessous de 37 degrés. Les traces des poussées érythémateuses successives ont disparu, de même que les douleurs articulaires et l'albuminurie. La malade ne ressent plus que quelques céphalées à intervalles éloignés.

Guérison complète et sortie de l'hôpital le 15 juin 1910.

Les douleurs articulaires et l'érythème noueux, si fréquents dans les méningococcies se retrouvent dans cette observation ; souvent une poussée nouvelle d'érythème suivait la terminaison de l'accès fébrile. Entre deux accès, la malade éprouvait une véritable sensation de bien être, dormait, s'alimentait.

Il y a lieu de remarquer que chaque injection intraveineuse de sérum détermina un violent accès de fièvre, et que la dernière fut suivie d'une crise d'anaphylaxie, bien que l'intervalle compris entre les diverses inoculations n'ait jamais dépassé cinq jours, délai considéré d'ordinaire comme insuffisant pour l'établissement de l'état anaphylactique.

Dans les observations qui précèdent, la septicémie dura relativement peu longtemps (vingt à trente-sept jours).

Le malade dont l'observation suit garda de la fièvre intermittente pendant soixante-quinze jours.

OBSERVATION III (Morpugo et Ferrio)

B..., trente-sept ans, instituteur, fils unique d'un père vivant et bien portant. La mère est morte à cinquante-cinq ans d'endocardite rhumatismale. Marié ; deux enfants bien portants. Pas de maladie vénérienne.

Dans les antécédents, on ne note qu'un ictère catarrhal il y a neuf ans et une fièvre typhoïde il y a six ans.

L'affection actuelle s'est manifestée durant deux semaines par de la céphalée, qui alla peu à peu en augmentant, et par une sensation d'asthénie générale. La période fébrile commença le 6 avril 1917 par une élévation brusque de température à 40 degrés, avec douleurs généralisées dans les muscles et les articulations, sans céphalée. L'accès fébrile dura environ quatre heures, terminé par des sueurs profuses ; mais les accès se répétèrent les jours suivants, avec une apyrexie complète le matin ; les maxima atteignaient le soir presque toujours 40 degrés et, le 27 avril, 40°7.

Le malade n'entra à l'hôpital que le 5 mai, présentant un type de fièvre nettement intermittente avec 37 degrés le matin et le soir 39-40 degrés et rarement 38 degrés. La température garda ce type pendant tout le mois de mai ; les accès fébriles diminuèrent en juin et le malade était apyrétique le 21 juin. Les ascensions thermiques furent toujours accompagnées de frissons intenses quand la fièvre était très élevée et simplement d'une sensation de froid quand les élévations thermiques étaient plus faibles.

Le pouls et la respiration se maintinrent en rapport avec la température. La courbe thermique ne fut pas influencée par la quinine ni par l'argent colloïdal.

Le malade se plaignait de douleurs au niveau des os, des articulations et des muscles, sans phénomène objectif, si ce n'est une douleur inconstante à la pression des os longs des membres inférieurs ; dans les derniers jours, la douleur était si marquée au niveau des grandes articulations, qu'elle rendait les mouvements pénibles.

L'examen des viscères fut toujours négatif. La rate était normale. Rien au cœur, ni aux poumons ; aucun trouble du système nerveux, aucun trouble pupillaire. Réflexes normaux. Rien aux organes des sens. Lucidité complète, sommeil normal. On notait toutefois une légère hypertrophie du foie qui dépassait le rebord central de deux doigts. Le malade était un peu amaigri et pâle, mais gardait un bon état général.

Il faut noter, toutefois, la présence d'une éruption cutanée. Le malade racontait que cette éruption était apparue au troisième jour de fièvre, sous forme de taches rosées de grandeur variable nettement surélevées et douloureuses à la pression, sur les mains, la face antérieure du tronc et les cuisses. Les éruptions que nous avons pu observer nous-mêmes furent toujours du type érythémateux : c'étaient des macules roses, non surélevées, s'effaçant à la pression, nullement comparables aux taches rosées de la typhoïde, infiniment plus nombreuses, grandes comme une lentille ou comme une pièce de

monnaie de un centime, ressemblant plutôt à une éruption
morbilleuse. Elles siégeaient surtout sur la face de flexion
des avant-bras et des mains, y compris les doigts et duraient
en moyenne un jour ou un peu plus ; il n'y avait pas de
desquamation. Les éruptions étaient plus abondantes au moment des exacerbations de la fièvre et des arthralgies. L'examen du sang montrait de la leucopénie (3.200 globules
blancs).

Une hémoculture fut faite le 24 mai 1917 en mélant 2 centimètres cubes de sang à 7 centimètres cubes de gélose fondue.
Elle donna un diplocoque ne prenant pas le Gram que l'auteur put caractériser comme du méningocoque. Ce microbe
était, en effet, agglutiné à 1/300 par le sérum antiméningococcique agglutinant de l'Institut sérothérapique de Milan.
L'hémoculture fut répétée le 5 juin 1917 et donna les mêmes
résultats. Le malade ne fut pas traité par la sérothérapie.

La fièvre intermittente, les éruptions, les arthralgies
sont nettes dans cette septicémie méningococcique,
qui dura soixante-quinze jours du 6 avril au 21 juin.
L'hémoculture donna du méningocoque ; la sérothérapie ne fut pas appliquée.

OBSERVATION IV (BRAY)

Malade de trente-neuf ans.

Rien à signaler dans ses antécédents héréditaires. Sa
femme et ses enfants sont bien portants, pas de syphilis ;
pas d'alcoolisme ; à part les maladies de l'enfance, il a toujours été bien portant.

En septembre 1913, le malade présente un violent point
de côté à la base pulmonaire droite, avec signes de congestion. Les crachats sanguinolents renferment des bacilles de
Koch. Il entre, au bout de deux mois, au Sanatorium de New-
York, où l'on constate de l'induration dense de la base droite.
Il rentre chez lui le 16 avril 1914 : ses lésions pulmonaires sont
arrêtées, l'état général est bon.

Il va bien pendant trois mois, puis ayant pris froid, il présente des frissons, de la fièvre et revient à l'hôpital le 5 juillet 1914 ; il y reste peu, obligé de rentrer chez lui, mais les frissons, la fièvre continuent. Les frissons se produisent tous les deux ou tous les cinq jours, accompagnés chaque fois d'une élévation de température à 40 degrés. A la fin d'août, le malade a des frissons tous les jours. On pense à du paludisme, mais les examens de sang ne montrent pas d'hématozoaire, et le traitement par la quinine n'amène pas d'amélioration.

Formule sanguine : Leucocytes, 13.000.

—   —   Polynucléose neutrophile prédominante.

Le *8 septembre*, il rentre à l'hôpital très amaigri, abattu, ayant l'aspect profondément infecté. Aux poumons, on ne constate pas de signes de lésions en activité. Cœur normal. La rate n'est pas grosse. Les pupilles sont égales et réagissent ; il n'y a pas de paralysie oculaire.

Les réflexes rotuliens sont un peu exagérés. Les articulations des coudes et des doigts sont enflées et douloureuses au moment des mouvements, elles ne sont pas rouges.

Les faces antérieures des deux tibias sont nettement douloureuses à une pression légère. Sur la peau des jambes et des bras, siège une éruption diffuse, sous forme de macules et de papules, légèrement surélevées, rouges. Certaines sont toutes petites, d'autres ont 3 centimètres de diamètre. Les éléments anciens ont leur centre décoloré entouré d'une zone hyperhémique.

A la face antérieure des jambes et sur la cuisse droite, quelques gros nodules très douloureux, rouges, ressemblant à de l'érythème noueux. Sur le ventre et le dos quelques taches rosées simulant la « roséole typhique ».

Pas d'herpès : température, 39°4.

10 septembre. — L'examen des crachats montre la présence de bacilles de Koch. Comme aux poumons on ne constate pas de lésions en évolution, on pense que l'état du malade n'est pas expliqué par sa lésion pulmonaire. Son aspect infecté, les éruptions, les arthralgies suggèrent l'idée d'une septicémie. Une hémoculture est faite : 10 centimètres cubes de sang sont ensemencés dans 100 centimètres cubes de bouillon.

12 septembre. — Du gonflement et de la douleur apparaissent au niveau du testicule gauche.

15 septembre. — Le gonflement du testicule a disparu. Les genoux et les coudes sont tuméfiés et difficiles à mobiliser. L'hémoculture faite le 10 septembre a montré la présence de méningocoques. Une deuxième hémoculture est faite pour vérifier.

. *16 septembre*. — La fièvre depuis l'entrée à l'hôpital présente de grandes oscillations entre 37 et 40 degrés et parfois au-dessus ; quelquefois, les ascensions de température qui sont d'ordinaire vespérales, ne se produisent pas, et le malade reste à peu près apyrétique pendant une journée. Les ascensions de température ne sont pas accompagnées de frissons.

De nouvelles taches érythémateuses sont apparues sur les jambes et le ventre.

Du côté du système nerveux, on ne constate rien de particulier ; les réflexes rotuliens sont un peu exagérés. Le signe de Brudzinski est négatif. Il est impossible de rechercher le Kernig, à cause des arthralgies des deux genoux.

On fait toutefois une ponction lombaire qui ramène 10 centimètres cubes de liquide clair renfermant quelques leucocytes ; pas de microbe. Une culture faite sur gélose sanglante reste stérile ; il n'est pas fait d'examen chimique.

On fait en même temps une culture de cavum : pas de méningocoque.

L'hémoculture faite le 15 septembre a donné à nouveau du méningocoque.

Les urines renferment un peu d'albumine. La diazo-réaction est négative.

23 septembre. — Un souffle systolique léger est apparu au cœur dans la région de la pointe.

On injecte 20 centimètres cubes de sérum antiméningococcique sous la peau d'abord, puis quatre heures après on fait une injection intraveineuse de 20 centimètres cubes. A la suite de l'injection, la température monte en quelques heures à 40°6. Elle n'avait jamais été aussi forte depuis le début de la maladie.

25 septembre. — Le malade se dit mieux. L'index gauche est douloureux et tuméfié. Injection intraveineuse de 20 centimètres cubes de sérum.

26 septembre. — Injection intraveineuse de 20 centimètres cubes de sérum. Le malade a un frisson vingt minutes après.

28 septembre. — Injection intraveineuse de 35 centimètres cubes de sérum, quarante-cinq minutes après : frisson.

30 septembre. — Injection intraveineuse de 30 centimètres de sérum. A la suite, le malade est prix de frissons, suivis de sueurs abondantes. L'état général est mauvais. Au cœur, on constate un petit souffle systolique peu intense à la pointe. Un rash urticarien est apparu au niveau du coude gauche.

1er octobre. — Injection intraveineuse de 15 centimètres cubes de sérum.

3 octobre. — Injection intraveineuse de 40 centimètres cubes de sérum. A la suite, le malade a un frisson de vingt minutes, suivi de sueurs.

4 octobre. — Injection intraveineuse de 40 centimètres cubes de sérum. Immédiatement après, frisson qui dure une heure trente minutes. Le pouls monte de 100 à 130.

Le gonflement et la raideur des genoux ont diminué.

5 octobre. — Injection de 40 centimètres cubes de sérum intraveineux.

A la suite, frisson très intense avec tendance au collapsus et état précaire. On décide d'arrêter le sérum, à cause des frissons et de la réaction violente qu'il provoque.

15 octobre. — Le malade n'a plus d'éruption. On ne constate rien d'anormal au cœur.

22 octobre. — Le malade va mieux. Toutefois, la température fait toujours de grandes oscillations à type intermittent. Quelques nouvelles papules disséminées sont apparues. Le malade n'a plus eu de frisson depuis l'arrêt du sérum.

30 octobre. — Nouvelles éruptions de papules. Une hémoculture donne du méningocoque.

7 novembre. — Une hémoculture faite à nouveau donne du méningocoque.

1er décembre. — Le malade présente encore un peu de raideur des doigts. Il a repris du poids.

25 décembre. — Une culture du sang donne encore du mé-

ningocoque. La température a tendance à revenir à la normale ; l'état s'est amélioré beaucoup.

Le malade quitte l'hôpital le 10 janvier 1915 et reprend ses
occupations le 5 février, complètement rétabli.

Une hémoculture faite le 5 février est stérile.

Les examens de laboratoire furent faits par Flexner et ses
élèves :

Quinze hémocultures furent faites ; toutes, sauf la dernière,
donnèrent un diplocoque ne prenant pas le Gram, qui fut
caractérisé comme méningocoque.

1° Le microbe est agglutiné par le sérum antiméningococcique du Bureau de New-York + 100 — 200.

2° Injecté dans le péritoine du cobaye, le microbe tue l'animal en vingt-quatre heures.

3° Le microbe fermente le dextrose et le maltose, est sans
action sur le lévulose.

4° Réaction des opsonines faites avec le sérum du malade.
— Avec un méningocoque de laboratoire , réaction posi-
tive + 200 ± 500.
— Avec le méningocoque du malade + 200.
— Avec un paraméningocoque ± 20 — 50.

Cette observation est intéressante à cause de sa
longue durée. L'affection dura cinq mois avec une septicémie connue de trois mois. Une série d'hémocultures permirent de retrouver le méningocoque qua-
torze fois dans le sang. Les accès fébriles accompagnés
de frissons se produisaient au début tous les deux ou
tous les cinq jours, puis devinrent quotidiens : ils
firent songer au paludisme.

On notera les arthralgies, les éruptions à type d'érythème noueux sur les membres et de tâches rosées sur
l'abdomen. Le cœur présenta une légère atteinte.

Le malade fut traité par le sérum antiméningococcique intraveineux, dont chaque injection amena des réactions si violentes que l'auteur préféra interrompre la sérothérapie par la voie veineuse. Malgré la longue durée de l'affection le malade guérit.

OBSERVATION V (Zeissler et Riedel)

Le fantassin K..., vingt-quatre ans, dans les antécédents de qui on ne note qu'une rougeole, enrôlé depuis octobre 1914, fait le 10, puis le 12 mars 1915, deux chutes de 3 mètres de haut. A la suite, il peut marcher avec des douleurs dans les reins ; le 14 mars au soir, il est pris de frissons ; le 16 mars il se fait porter malade et est envoyé à l'hôpital avec une température de 38°8.

A l'entrée, le 17 mars : malade grand, fort, bien constitué. On ne note rien d'anormal à la gorge, aux poumons, au cœur, à l'intestin. Il n'y a aucune éruption. Le malade accuse une violente céphalée ; il n'a pas d'appétit, est constipé. On pense tout d'abord à une fièvre typhoïde. L'état reste identique pendant plusieurs jours, le malade est très prostré.

Le 4 avril. — La fièvre continue sous forme d'accès fébriles quotidiens, survenant dans l'après-midi. Certains des paroxysmes fébriles sont précédés de frissons. Entre les accès de fièvre, le malade se sent bien. On pense à la malaria, mais l'examen du sang ne montre pas d'hématozoaire.

Depuis quelque jours est apparue sur tous le corps une éruption analogue à la roséole typhique.

Le 1er mai. — La rate est nettement perceptible depuis quelques jours. La roséole a disparu. Une hémoculture faite le 1er mai reste stérile. Le sérodiagnostic typhique est positif, mais le soldat a été vacciné contre la fièvre typhoïde.

Le 4 mai. — L'hypothèse d'une septicémie devenant de plus en plus probable, on fait à nouveau une hémoculture au début de l'accès de fièvre, qui monte à 40 degrés chaque après-midi.

L'hémoculture est faite de la façon suivante : on prélève 30 centimètres cubes de sang, que l'on répartit dans deux tubes contenant chacun 60 centimètres cubes d'agar liquide à

42 degrés, additionné de 2 % de glucose. Le sang est bien mélangé à l'agar et l'ensemble est coulé dans sept ou huit boîtes de Petri.

Au bout de cinq jours, on compte cinq colonies de méningocoques.

L'état reste stationnaire. Le patient ne se sent mal que pendant les accès de fièvre, qui commencent par un frisson.

L'exanthème du tronc et des extrémités avec plaques allant de la dimension d'une tête d'épingle à celle d'un pois est réapparu par places.

Le 9 mai. — Une nouvelle hémoculture a été faite qui a donné cent cinquante colonies de méningocoques de Weichselbaum.

Le 14 mai. — La roséole s'étend à la poitrine, au ventre, aux extrémités, le patient est fort amaigri.

Cœur, poumons, foie normaux. La rate est perceptible par la percussion non palpable.

Rien au système nerveux, pas de raideur du cou.

Le 22 mai. — Chaque jour le malade fait un accès brusque de température, l'après-midi. L'état reste stationnaire. On fait aujourd'hui, pendant que monte la température, une injection intraveineuse de 25 centimètres cubes de sérum antiméningococcique.

Le 27 mai. — Malgré des injections intraveineuses journalières de sérum, il n'y a pas d'amélioration. La température diminue un peu ; toutefois il n'y a pas de nouvelle éruption. Les plaques anciennes pâlissent ; fortes sueurs la nuit.

Le 1er juin. — Injection sous-cutanée de 25 centimètres cubes de sérum.

Le 2 juin. — Hier le malade a fait une nouvelle élévation de température avec frisson ; l'amaigrissement augmente ; il y a de l'œdème des pieds.

Le 12 juin. — Les éruptions ont apparu à nouveau, le malade est très faible.

On perçoit aujourd'hui au cœur un souffle systolique au niveau de la pointe cardiaque. Les œdèmes augmentent. Le bord du foie, qui est douloureux, dépasse les fausses côtes de trois travers de doigt.

Le 28 juin. — Le malade meurt dans la journée. Jusqu'aux

derniers jours de la maladie, où parut l'insuffisance cardiaque, le malade était gai en dehors des accès de fièvre et c'est
à la fin seulement qu'il .eut conscience de la gravité de son
état. Pendant la fièvre, il était accablé, légèrement délirant.

Il fut injecté en tout 370 centimètres cubes de sérum. Il n'y
eut à aucun moment des symptômes de méningite.

L'autopsie ne put être faite.

Il s'agit, en somme, d'une septicémie méningococcique, au cours de laquelle on ne constata aucune réaction méningée. La maladie fut caractérisée par des
accès fébriles, à maximum vespéral, accompagnés de
frissons. Des éruptions apparurent à plusieurs reprises.
La rate était hypertrophiée. Malgré des injections
intraveineuses répétées de sérum antiméningococcique, le malade mourut après trois mois et demi de
septicémie.

OBSERVATION VI (Liebermeister)

Un homme de cinquante-neuf ans entra, le 25 février 1908,
à l'hôpital Augusta, de Cologne, se plaignant de douleurs et
de raideur dans les deux épaules, ainsi que de fatigue générale.

L'examen révéla une contracture assez accentuée au niveau des articulations des épaules, des coudes et des genoux.
Ces dernières n'étaient pas douloureuses à la palpation,
contrairement à celles de l'épaule. Rien de visible, du reste,
au niveau des articulations.

Pas de signe de Kernig, réflexes un peu exagérés, pas de
signe de Babinski.

Température : 39 ; pouls 100.

Râles sous-crépitants à la base des deux poumons. Facies
vultueux, langue sèche et fissurée. Pas d'herpès. Au niveau
de l'abdomen, quelques éléments ressemblant à des taches
rosées.

Un peu d'albumine dans les urines ; diazo-réaction négative. L'intelligence était un peu troublée et le sujet était dans un état d'euphorie parfaite.

La température continua à s'élever chaque soir vers 39°5-40 degrés, avec rémissions, le matin, plus ou moins marquées, donnant à la courbe fébrile une allure de fièvre intermittente.

L'ensemencement du sang, pratiqué six jours après l'entrée du malade, le 1er mars, donna une culture pure d'un diplocoque qu'on put identifier au méningocoque de Weichselbaum.

Par contre, la ponction lombaire, pratiquée le 7 mars, montra l'intégrité absolue du liquide céphalo rachidien, au point de vue cytologique et bactériologique.

Pendant le mois de mars, le tableau morbide resta le même ; trois nouveaux ensemencements du sang, pratiqués les 16, 20 et 31 mars, donnèrent encore du ménigocoque. Une ponction lombaire faite à nouveau le 17 mars donna le même résultat que la première. Ce n'est que quarante-cinq jours environ après l'entrée du malade à l'hôpital, le 8 avril, qu'un ensemencement du sang se montra pour la première fois stérile.

Les cultures refaites le 18 et le 19 avril continuèrent à rester négatives.

Ce n'est qu'environ quatre mois après le début des accidents, que survint la guérison définitive.

Chez ce malade, la septicémie s'accompagna d'une courbe fébrile, à allure de fièvre intermittente. L'hémoculture permit d'isoler le méningocoque. Il n'y eut aucun signe net de méningite et les résultats de la ponction lombaire furent constamment négatifs.

2° La fièvre intermittente au cours de septicémies méningococciques suivies de méningite cérébro-spinale.

Dans les observations qui précèdent, il s'agissait uniquement d'une septicémie méningococcique ; celles qui suivent concernent des malades dont l'affection

fut essentiellement caractérisée par de la fièvre intermittente, avec présence de méningocoque dans le sang,
jusqu'au jour où une méningite cérébro-spinale se
déclara et vint préciser la nature de l'affection.

OBSERVATION VII (Salomon)

Il s'agit d'un femme qui, en juillet 1902, entra à l'hôpital
avec des phénomènes d'infection générale, une fièvre élevée,
des douleurs articulaires et une éruption ressemblant à de
l'érythème polymorphe, généralisé, à poussées successives.

Pendant un mois, le tableau fut celui d'une infection fébrile,
mal déterminée, inappétence, constipation, albuminurie. La
fièvre ne cessa de présenter le type intermittent avec des
oscillations entre 37 et 40 degrés tous les jours ou tous les
deux jours.

Le 28 août (trentième jour), on pratiqua l'hémoculture,
qui donna naissance au méningocoque. Et c'est seulement le
30 septembre (soixante-deuxième jour) qu'apparurent des crises de contracture, rapidement suivies d'un syndrome de
méningite cérébro spinale typique.

La ponction lombaire a confirmé ce diagnostic, en donnant
issue à un liquide trouble, contenant du méningocoque.

La malade guérit en décembre.

OBSERVATION VIII (Œttinger, Pierre-L. Marie et Baron)

Ch..., vingt-quatre ans, électricien, entre à l'hôpital Cochin,
salle Siredey, n° 16, le 12 décembre 1912, pour des accès de
fièvre et des douleurs dans les jambes.

Dans ses antécédents, on note la chorée à l'âge de douze
ans et du paludisme contracté en 1910 en Tunisie ; il a présenté là, à un an d'intervalle, deux accès à type quotidien
assez bénins, d'une durée de quatre jours. Rentré en France,
il eut, en juillet 1912, une série de huit accès fébriles, se suc-
cédant pendant une quinzaine de jours, sans périodicité régulière, accompagnés d'arthralgies, de courbature généralisée

et de douleurs dans les membres inférieurs. Depuis cette époque, il s'est bien porté jusqu'au 4 décembre, jour où il fut pris brusquement, dans l'après-midi, d'une fièvre violente précédée d'un frisson intense, suivie de sueurs, qui cessa vers le milieu de la nuit. Du 5 au 12 décembre, jour de son entrée à l'hôpital, il eut presque quotidiennement, dans l'après-midi, un accès fébrile, le plus souvent sans frisson initial, mais toujours accompagné de sueurs profuses. Le malade dut interrompre son travail dès le 5 décembre.

A l'examen (12 décembre 1912), on trouve un sujet bien constitué, mais paraissant fatigué et amaigri, ne se plaignant de rien en dehors de ses accès de fièvre et de quelques douleurs diffuses dans les membres inférieurs, à maximum au niveau des articulations, ayant fait leur apparition vers le 7 décembre. Objectivement, l'examen détaillé du malade ne révèle qu'un seul symptôme pathologique, une splénomégalie très notable. Le pôle inférieur de la rate dépasse de deux travers de doigt le rebord costal. La température est de 37°5, le pouls bat à 72 ; les urines ne contiennent pas d'albumine ; l'appétit est bon.

Dans l'après-midi, le malade présente son accès de fièvre habituel. Après un frisson de moyenne intensité, sa température atteint 39°8, le facies est vultueux, injecté, le sujet accuse une sensation de chaleur pénible, puis surviennent des sueurs abondantes. L'accès dure quatre heures ; le lendemain, la température est normale, le malade éprouve une sensation de bien-être, à peine signale-t-il une légère courbature. Devant ce tableau clinique, on fait le diagnostic de paludisme et on prescrit du sulfate de quinine.

Les jours suivants, malgré le traitement, les accès se répètent : ils sont irréguliers dans leur apparition, débutent le plus souvent dans la matinée vers 11 heures, parfois sans frisson prémonitoire, atteignent leur acmé vers 3 heures de l'après-midi et disparaissent dans la soirée ; après un stade de transpiration abondante, le malade s'endort profondément. Les accès sont presque quotidiens, ils s'accompagnent souvent de céphalée légère et d'arthralgies au niveau des membres inférieurs. La rate reste volumineuse ; le 22 décembre, elle mesure 17 centimètres de longueur sur 9 centimètres de largeur. Entre les accès, l'état général est relativement bon.

Le 31 décembre, après une courte amélioration apparente, l'état s'aggrave subitement : des symptômes méningés font leur apparition. On trouve le malade frissonnant, cyanosé, très abattu ; il se plaint d'une céphalée, d'ailleurs peu intense, mais surtout de vives douleurs au niveau des jarrets. Pour s'asseoir, il fléchit d'abord les jambes, puis soulève le tronc en prenant point d'appui sur les paumes des mains. Il y a de la raideur des membres inférieurs avec signe de Kernig très accentué ; rien d'anormal du côté des membres supérieurs. On ne peut déceler aucun autre signe méningé ; il n'existe pas de raideur de la nuque, la sensibilité est intacte, les réflexes tendineux sont diminués, les cutanés sont normaux ; aucun trouble sensoriel oculaire ; la lucidité d'esprit est parfaite. Les sphincters ne sont pas atteints. Le pouls, bien frappé, bat à 72, régulier et égal. On note en outre sur la lèvre inférieure quelques vésicules d'herpès et sur l'abdomen une dizaine de petites tâches rosées, des dimensions d'une lentille, très légèrement papuleuses, s'effaçant à la pression. La fièvre atteint 40°5.

La ponction lombaire montre un liquide trouble, albumineux, laissant déposer un culot abondant, constitué par de très nombreux polynucléaires légèrement cytolysés, quelques mononucléaires très altérés, à gros noyau peu distinct, enfin des diplocoques en grains de café, ne gardant pas le Gram, peu abondants, et extracellulaires. On injecte aussitôt 20 centimètres cubes de sérum antiméningococcique dans le canal rachidien.

L'examen du sang donne les résultats suivants :

G. B. = 27.000 ; G. R. = 4.400.000.

Equilibre : Polynucléaires neutrophiles. . . . 63 p. 100
            —   éosinophiles. . . . 3   —
    Mastzellen 2   —
    Lymphocytes 6   —
    Mononucléaires (grands et moyens). 22   —
    Formes de transition. 2   —
    Plasmazellen 2   —

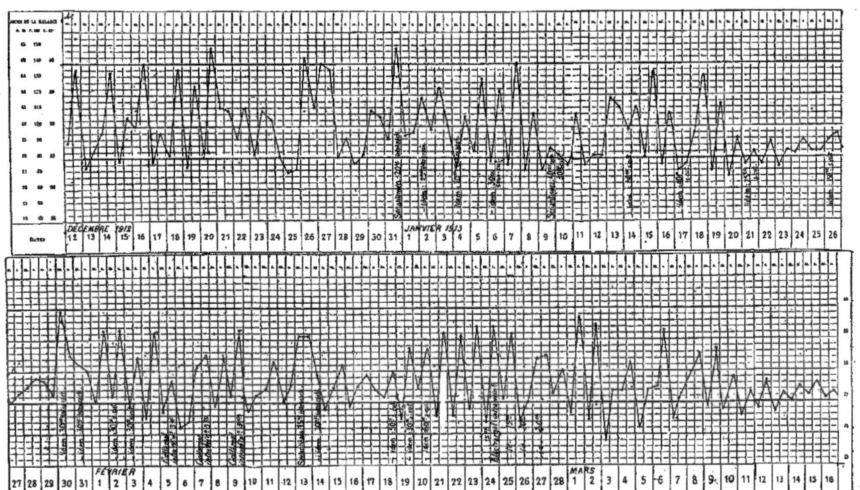

Tracé du *Bulletin de la Société médicale des Hôpitaux de Paris* (Masson et Cie, éditeurs).

Pas d'hématies anormales, ni de myélocytes.

Aucun microbe sur les lames, aucun hématozoaire.

Hémoculture (ensemencement de 15 centimètres cubes de sang prélevé au pli du coude dans 250 centimètres cubes de bouillon simple). En vingt-quatre heures, diplocoques en culture pure (voir l'étude bactériologique).

Le lendemain, 1er janvier, amélioration sensible, on trouve le malade lisant son journal ; il n'y a plus de céphalée, la température a baissé, le signe de Kernig, très marqué, reste le seul signe méningé. Par contre, il existe maintenant de l'herpès à la lèvre supérieure, et de petites taches rosées disséminées, au nombre d'une vingtaine, sont apparues dans le dos et sur les membres inférieurs.

Le 2 janvier, seconde injection intrarachidienne de 20 centimètres cubes. Le liquide examiné présente les mêmes caractères, il est aussi trouble. et si, sur les lames, on ne découvre pas cette fois de diplocoques, en revanche, il en donne une culture abondante en vingt heures. Nouvelle injection intrarachidienne de sérum le 4 janvier.

Le surlendemain, injection sous-cutanée de 20 centimètres cubes. Malgré le traitement, l'amélioration n'a pas persisté ; chaque jour le malade a un nouvel accès fébrile intense ; le signe de Kernig est aussi accusé ; l'éruption est stationnaire, la rate, aussi grosse. A part un amaigrissement très rapide et très marqué, l'état général reste relativement satisfaisant, le pouls bat aux environs de 70.

Cependant l'étude bactériologique du diplocoque a permis de le classer parmi les *paraméningocoques*. Aussi, dès le 9 janvier, on injecte par voie sous-cutanée 40 centimètres cubes de sérum *antiparaméningococcique*, et le lendemain, 30 centimètres cubes dans le canal rachidien après antianaphylaxie par voie sous-cutanée. Le liquide retiré présente une formule cytologique analogue aux précédentes ; son ensemencement donne en vingt-quatre heures une culture très riche. La sérothérapie méningococcique, pratiquée depuis onze jours, n'a donc pas fait disparaître le diplocoque du liquide cérébro-spinal. L'injection est suivie de céphalée, de rachialgie et d'accentuation du Kernig, mais rapidement les signes méningés s'atténuent et, au bout de quatre jours, il ne reste plus que du signe de Kernig. Le liquide céphalo-rachidien, examiné le 16 janvier, est totalement modifié ; devenu presque limpide, il ne donne plus qu'un culot insignifiant. La formule cytologique a changé : on trouve des mononucléaires très nombreux, des polynucléaires à grosses granulations éosinophiles très abondants, de rares polynucléaires neutrophiles et quelques mastzellen, sans aucun microbe. La culture, ensemencée avec dix gouttes de liquide, ne donne aucun résultat en soixante heures ; ce n'est qu'après soixante-dix heures qu'apparaissent des grumeaux très ténus.

Si la méningite a rétrocédé, par contre la fièvre persiste, plus irrégulière, mais encore marquée ; la rate reste grosse, et, malgré un état général qui, chose très remarquable, reste satisfaisant, la septicémie n'a pas disparu : deux nouvelles hémocultures positives, les 9 et 16 janvier, viennent en témoigner ; aussi pratique-t-on successivement jusqu'au 25 janvier quatre injections sous-cutanées de 50, 40, 25 et 50 centimètres cubes.

L'amélioration s'accentue franchement ; depuis le 20 janvier, les accès fébriles ont disparu. La rate diminue de volume, ne mesurant plus que 15 × 9 centimètres ; l'appétit est vif et, depuis le 12 janvier, le poids a augmenté de cinq kilogrammes ; il ne persiste qu'un peu de Kernig et quelques transpirations nocturnes. On croit le malade guéri, cependant deux hémocultures, faites le 25 et le 29 janvier, font faire quelques réserves en montrant la persistance de la septicémie diplococcique. La formule hématologique est alors (28 janvier) la suivante :

G. B. : 27.000 G. R. : 3.510.000 : Hb. : 68 (Sahli).

Equilibre : Polynucléaires neutrophiles. . . 61 p. 100
       —   éosinophiles. . . 4,5
Mastzellen 1,5
Lymphocytes 3,5
Mononucléaires (grands et moyens) 27,5
Formes de transition. 2

Le 30 janvier, l'état s'aggrave subitement ; une poussée méningitique éclate. Dans la nuit, le malade est pris de frissonnements, de céphalée violente, lui arrachant des gémis-

sements, la fièvre monte à 40 degrés. On note une raideur,
légère à la nuque, intense aux membres inférieurs, accompagnée de douleurs à ce niveau avec attitude en chien de fusil ;
l'éruption de taches rosées papuleuses, qui avait presque disparu, s'enrichit de nombreux éléments siégeant à la région
lombaire, aux cuisses et aux avant-bras. Le malade a des
nausées terminées par un vomissement. Une ponction lombaire ramène un liquide de nouveau très trouble, à gros
culot purulent, contenant des éléments cytolysés identiques à
ceux de la première ponction, avec, en plus, de rares polynucléaires éosinophiles à noyau picnotique. Les diplocoques,
non décelés par l'examen direct, poussent abondamment dans
les milieux de culture. A vingt-quatre heures d'intervalle, on
fait deux injections intrarachidiennes de 30 centimètres cubes
de sérum, rapidement suivies de phénomènes inquiétants :
céphalée terrible, rachialgie lombo-sacrée intense, raideur
tétanique des membres inférieurs. Cependant la fièvre tombe ;
alors que la ponction, le 31 janvier, donne encore un liquide
très trouble, jaunâtre, à gros culot, riche en polynucléaires
et montrant des diplocoques à l'examen direct, deux nouvelles
ponction faites dans le but de soulager le malade ramènent
un liquide tout différent, presque limpide, à culot insignifiant, formé le 2 février de polynucléaires à granulations
éosinophiles et de grands mononucléaires à gros noyau et à
cytoplasme bourré de fines granulations basophiles, composé
le 4 février en majeure partie de lymphocytes et de quelques
polynucléaires éosinophiles ratatinés. Ce dernier liquide, cul-
tivé, est resté indéfiniment stérile. Parallèlement, les signes cliniques méningés se sont amendés, la céphalalgie et la rachialgie sont disparues, le Kernig seul persiste, l'état général, qui
d'ailleurs n'a jamais été profondément atteint, est bon, la
langue est humide, l'appétit conservé, les urines sont abondantes, mais on est frappé de la véritable fonte musculaire
survenue à nouveau pendant ces quelques jours de méningite.

Malgré 60 centimètres cubes de sérum sous-cutané (3 février),
comme la septicémie persiste (hémoculture positive le 5), se
traduisant par des accès fébriles, de nouvelles taches rosées
aux membres supérieurs et qu'on craint l'éclosion de nouveaux accidents méningés, on fait trois injections intravei-

neuses de collargol de 3 centimètres cubes chacune. La température baisse, sans toutefois redevenir presque normale,
comme lors de la première amélioration ; le malade se trouve
bien, mais une nouvelle hémoculture, le 10 février, montre
la permanence de la diplococcie.

Le 13 février, dans la nuit, éclate une nouvelle poussée
méningitique, précédée d'un accès fébrile. On note les mêmes
symptômes que précédemment, mais encore accentués : céphalée et rachialgie continues avec des crises paroxystiques,
attitude en opisthotonos, la nuque en hyperextension, les
membres inférieurs complètement fléchis, rappelant le tétanos. La ponction lombaire ramène un liquide de nouveau
trouble, contenant de très nombreux polynucléaires, quelques-
uns éosinophiles, et des mononucléaires cytolysés. Injections
intrarachidiennes à vingt-quatre heures d'intervalle, de 15 et
30 centimètres cubes de sérum, suivies encore d'exagération
de la raideur et de douleurs d'une violence extrême dans la
tête, les lombes et les membres inférieurs, qu'on doit calmer
avec de la morphine. Cependant, au bout de quatre jours,
les signes méningés s'atténuent, le malade peut se coucher
sur le dos, et une ponction lombaire, faite le 17 février, ne
montre plus qu'un liquide clair où prédominent les lymphocytes et qui demeure stérile après ensemencement. Le 18 février,
il ne reste que du Kernig.

Toutefois, la septicémie n'a pas disparu ; après quelques
jours d'apyrexie relative, de nouveaux accès fébriles se montrent en même temps que l'éruption reparaît. L'hémoculture
(23 février), reste positive, malgré de fortes doses (140 centimètres cubes) de sérum par voie sous-cutanée, qui ne provo-
quent d'ailleurs que des accidents sériques légers, de l'œdème
rouge local et un peu d'arthralgie. On a recours alors (24 février) à des injections intraveineuses d'électrargol ; les accès
fébriles, après s'être atténués quelque peu, reparaissent aussi
intenses et quotidiens. On renonce à toute thérapeutique
active ; cependant, peu à peu, la fièvre, tout en gardant son
type intermittent quotidien à maximum vespéral très net sur
la courbe des températures prises de trois en trois heures,
ne dépasse plus guère 39 degrés ; à partir du 5 mars, elle
reste au-dessous de 38°5 et, à partir du 10, au-dessous de

38 degrés. Le malade, qui ne ressent plus ni céphalée, ni rachialgie, engraisse et reprend vite ses forces. Une hémoculture, faite le 17 mars, reste pour la première fois stérile. Après une convalescence rapide, le malade quitte l'hôpital, ne gardant comme séquelle qu'un léger signe de Kernig ; la rate ne mesure plus que 13 × 9 centimètres, la formule sanguine est redevenue normale (polynucléaires neutrophiles, 71 p. 100).

Étude bactériologique.— *Morphologie :* Dans le liquide céphalo-rachidien, le germe se présente sous l'aspect de diplocoques en grains de café, peu abondants (2 à 3 groupes par champ), se colorant facilement par la thionine, se décolorant par le Gram. Le caractère extracellulaire des diplocoques a d'emblée attiré notre attention sur la possibilité d'un germe autre que le vrai méningocoque.

Dans les cultures, même disposition en diplocoques, souvent aussi en tétrades ; inégalités de taille et de coloration des éléments assez marquées dans les cultures datant de plus de deux jours.

Cultures : En hémoculture, trouble très apparent après vingt-quatre heures, puis, au bout de quarante heures, formation d'une collerette blanchâtre, à la surface du milieu le long des parois du vase, et développement d'un voile très ténu, au-dessous duquel se forment ultérieurement de fins grumeaux blanchâtres.

Sur gélose et sur bouillon simples, nous n'avons jamais pu obtenir de culture, soit que le germe provînt directement de l'hémoculture, soit qu'il eût déjà subi plusieurs passages en milieux albumineux. Il ne pousse pas sur gélatine. Dans le lait, il se développe sans coaguler le milieu.

En bouillon ascite, formation en vingt heures d'un léger trouble à la partie supérieure, puis d'un très léger voile au-dessous duquel se développent de petits amas grumeleux blanchâtres ; finalement, trouble uniforme du milieu avec sédiment peu abondant.

En gélose ascite, développement abondant en vingt-quatre heures de petites colonies opalines, saillantes, arrondies.

Le germe nous a semblé assez résistant : nous avons pu obtenir des réensemencements positifs après douze jours de séjour à 37 degrés.

Fermentations sucrées : Les milieux glucosés et maltosés tournesolés virent au rouge, les lévulosés restent bleus. Le diplocoque présente donc les mêmes réactions fermentatives que le méningocoque.

Recherche de l'agglutination : M. Dopter, que nous ne saurions trop remercier ici, a bien voulu se charger de cette recherche capitale pour l'identification du diplocoque. Celui-ci n'est pas agglutiné par le sérum antiméningococcique non chauffé ; par contre, il est rapidement et nettement agglutiné par un sérum antiparaméningococcique : il s'agit donc d'un *paraméningocoque.*

De notre côté, nous avons cherché le pouvoir agglutinant du sérum du malade, suivant la technique de Dopter. L'expérience, faite le 26 janvier, montre le début de l'agglutination du paraméningocoque avec une dilution de sérum frais à 1/70 ; elle est complète à 1/50. Par contre, un échantillon de vrai méningocoque ne commence à être agglutiné faiblement qu'au 1/30. Un sérum normal témoin n'agglutine à ce taux ni le paraméningocoque ni le méningocoque. Le 21 mars, le sérum du malade n'agglutine plus son microbe qu'au taux de 1/50.

Recherche des sensibilisatrices (26 janvier) : Mis en présence du sérum du malade, le paraméningocoque isolé du sang fixe le complément très nettement, tandis que la réaction parallèlement exécutée avec le méningocoque comme antigène reste négative et qu'un sérum normal témoin fournit une réaction négative avec les deux germes.

Epreuve du péritoine de Dopter : Le paraméningocoque du malade injecté dans le péritoine d'un cobaye préparé avec du sérum antiparaméningococcique a presque complètement disparu de l'exsudat péritonéal au bout de vingt minutes ; les rares diplocoques qui persistent, le plus souvent groupés en amas, sont bactériolysés et méconnaissables ; par contre, l'exsudat du cobaye préparé avec le sérum antiméningococcique montre encore d'innombrables paraméningocoques isolés, trente minutes après l'injection microbienne.

Tous ces caractères séparent le germe isolé du méningocoque de Weichselbaum et l'identifient au paraméningocoque.

Ainsi pendant quinze jours, un homme jeune, ancien paludéen, présente des accès fébriles violents, presque quotidiens, à maximum vespéral, souvent annoncés par un frisson et suivis de sueurs abondantes; simulant l'accès palustre. A cette fièvre intermittente, s'associe un seul signe objectif, une splénomégalie, qui impose pendant quinze jours le diagnostic de paludisme. Celui-ci est bien ébranlé par l'insuccès du traitement quinique, mais il faut l'apparition brutale de signes méningés pour le faire réformer. La ponction lombaire et l'hémoculture permettent alors de mettre en évidence le paraméningocoque. Sous l'influence du sérum spécifique, la méningite cède rapidement, mais la septicémie persiste et se traduit par de la fièvre intermittente. Une deuxième, puis une troisième poussée de méningite se produisent, séparées toutes deux par une période d'accès fébriles intermittents. Enfin, après trois mois et demi de septicémie paraméningococcique, entrecoupée de trois atteintes de méningite, la guérison se produit sans séquelles. On notera dans cette observation l'hypertrophie de la rate, les taches rosées, les arthralgies passagères et le peu d'efficacité que le sérum injecté sous la peau à une dose bien proche de 400 centimètres cubes semble avoir eu sur la septicémie. Il est regrettable que la sérothérapie intraveineuse n'ait pas été tentée.

OBSERVATION IX (Pierre-L. MARIE)

B... (Léon), trente-trois ans, ne présente comme antécédent morbide qu'une crise de rhumatisme à l'âge de dix ans. Il n'a

jamais quitté la France et est employé depuis le début de la
guerre dans une usine de munitions du Centre. Très bien
portant jusqu'au 11 septembre 1916, il a été pris, pendant la
nuit, d'un violent malaise, et est entré dès le lendemain à
l'hôpital de Bourges pour « courbature fébrile ». Il se plaignait de céphalée, de courbature et avait une température
de 39°5. Il resta jusqu'au 3 octobre dans cet hôpital où il dit
avoir présenté de forts accès fébriles, accompagnés d'éruptions
cutanées et d'arthralgies. Son billet de sortie porte le diagnostic, évidemment fantaisiste, de « lumbago », octroyé en
même temps qu'une permission de six jours, bien qu'il se
déclarât encore malade. Arrivé chez lui, la fièvre le reprend
et il est transporté aussitôt dans notre service de l'Hôtel-Dieu,
le 6 octobre 1916.

Dans la nuit même de son entrée, il présente un violent
accès fébrile avec température de 39°5, suivi, le lendemain,
d'un nouvel accès encore plus intense, la fièvre atteignant
presque 41 degrés.

Ces accès simulent l'accès palustre classique, débutant par
de violents frissons, suivis de chaleur intense de la peau, puis
de sueurs profuses. Pendant les quatre premières semaines
de son séjour dans notre service, ils vont constituer le fond
de la symptomatologie. Si on étudie la courbe de la température, prise de trois en trois heures, on constate qu'ils se
produisent d'ordinaire tous les jours, l'acmé thermique étant
indifféremment matutinal, vespéral ou nocturne. Toutefois,
les grands accès, où la température dépasse 40 degrés, sont
souvent suivis d'un jour d'apyrexie complète aux alentours
de 36 degrés.

La description détaillée d'un de ces accès permettra de se
faire une idée exacte du tableau clinique pendant le premier
mois. Le début s'accompagne toujours de céphalée modérée
et d'arthralgies souvent intenses, localisées d'habitude aux
poignets, aux cous-de-pieds et aux genoux ; quelquefois, dans
l'articulation d'un orteil, sans modification de l'aspect de
l'article atteint, persistant pendant et après l'accès, nécessi-
tant par leur violence l'application renouvelée d'enveloppe-
ments salicylés. Parfois, au début de l'accès, des douleurs
osseuses dans la continuité du tibia ou des os de l'avant-

bras accompagnent les arthralgies. Bientôt éclatent des frissons, qui durent environ une demi-heure, et la fièvre, accompagnée de chaleur de la peau et de rougeur du visage, monte en quelques heures aux alentours de 40 degrés, y reste une heure, puis décroît aussi vite qu'elle était montée. En même temps se produit, à chaque accès, une éruption d'éléments d'un rouge rosé, arrondis, de la dimention d'une pièce de cinquante centimes, rappelant quelquefois par place l'érythème noueux par leur saillie légère et leur induration douloureuse, siégeant de préférence aux membres, le plus souvent aux jambes et aux avant-bras, plus rarement au tronc, exceptionnellement à la face (paupières, joues), restant le plus souvent discrets, au nombre d'une vingtaine à chaque éruption. Quelques heures avant la fin de l'accès, l'exanthème s'éteint ; seuls persistent, pâlis, pendant un jour ou deux, les éléments noueux. A deux reprises, se sont montrés quelques éléments très discrets d'herpès naso-labial et auriculaire ; une fois, enfin, nous avons vu se produire une nodosité douloureuse périostée sur le cubitus.

Malgré ces accidents, l'état général reste bon, contrastant avec la courbe thermique. Pendant le premier mois de son séjour, le malade n'a perdu que 700 grammes. Il est vrai qu'après l'accès, l'appétit renaît très vif. Les jours d'apyrexie, le sujet se dit en excellent état et ne se plaint que des articulations.

L'examen clinique reste négatif. Tous les organes semblent normaux. Seule, la rate est modifiée ; elle est nettement hypertrophiée ; la main la palpe à un travers de doigt au-dessous du rebord costal et sa matité mesure 15 × 9 centimètres ; la pression est douloureuse. Les urines ne sont pas albumineuses. Le cœur est indemne, et la pression artérielle, un peu abaissée, est de 13 maxima, de 7 minima au Pachon. L'examen du sang, pratiqué aimablement par le D^r Ch. Aubertin, le 23 octobre, au cours d'un violent accès, montre :

G. R. : 3.840.000 ; hémoglobine : 90 p. 100 (Tallqvist) ; G. B. : 13.000. Pas d'hématozoaires ; polynucléose neutrophile marquée.

Devant ce tableau, nous avons pensé pendant quelques jours au paludisme, mais bientôt des particularités cliniques

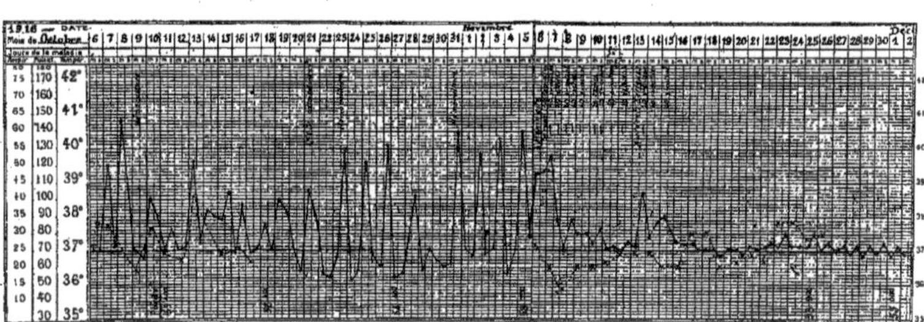

Tracé du *Bulletin de la Société médicale des Hôpitaux de Paris* (Masson et Cⁱᵉ, éditeurs).

telles que les érythèmes passagers, les arthralgies intenses, nous firent rejeter ce diagnostic, contredit d'ailleurs par l'absence d'hématozoaires, et nous firent soupçonner l'existence d'une septicémie probablement diplococcique et voisine de celle que nous avions décrite en 1913. Une première hémoculture (9 octobre) restée stérile sembla d'abord contredire notre hypothèse, mais elle avait été faite entre deux accès ; une seconde, pratiquée en plein accès le 23 octobre, fut plus heureuse et montra, au bout de quarante-huit heures, des diplocoques ne prenant pas le Gram, qui, repiqués sur gélose-ascite, donnaient des colonies semblables à celles du méningocoque ; leur étude ne put malheureusement être poussée plus loin par suite de la mort rapide des germes. Aussi, fîmes-nous en accès une troisième hémoculture (31 octobre), qui mit en évidence le même diplocoque que les examens ultérieurs montrèrent être un germe voisin du méningocoque. Nous ne doutons plus, dès lors, nous trouver en présence d'un cas analogue à celui de 1913 et, prévenus par l'expérience, de la possibilité d'accidents méningés au cours de ces septicémies, nous recherchons avec soin et à diverses reprises les signes de réaction méningée sans pouvoir en déceler aucun. D'autre part, cherchant le point de départ de l'infection, nous faisons pratiquer un examen bactériologique du rhino-pharynx qui ne montre aucune colonie suspecte.

Le germe pathogène mis en évidence était identifié et tout était préparé le 6 novembre pour l'injection de sérum anti-méningococcique lorsque, par une coïncidence curieuse, ce jour-là même, un changement complet se produisit chez le malade : subitement, éclatèrent des accidents méningés intenses dans la matinée du 6. Nous trouvons un malade très pâle, très prostré, en proie à une céphalée terrible, lui arrachant des cris, ne répondant qu'à peine aux questions, plongé dans une torpeur intellectuelle profonde. Le pouls irrégulier bat à 76, alors que le thermomètre accuse 39°8. Deux vomissements se produisent, Le signe de Kernig n'est qu'ébauché, mais la nuque est douloureuse. La ponction lombaire immédiate donne un liquide très trouble, hypertendu, où se produisent presque aussitôt des grumeaux fibrineux ; il est riche en albumine et ne contient pas de glucose. Le culot est très abondant, franchement purulent, renferme uniquement des polynucléaires cytolysés, mais l'examen direct ne découvre aucun microbe et la culture sur gélose-ascite du culot reste stérile. Nous faisons suivre la ponction de l'injection de 40 centimètres cubes de sérum antiméningococcique polyvalent. Immédiatement, le malade, qui pourtant n'avait jamais reçu de sérum auparavant, présente des accidents effrayants, douleur rachidienne et céphalée terribles, angoisse suivie de respiration stertoreuse, cyanose intense de la face avec exophtalmie, le pouls bientôt cesse d'être perceptible, et nous appréhendons une issue fatale imminente. De suite, nous refaisons une ponction lombaire et retirons 10 centimètres cubes de liquide, et nous injectons sous la peau 1 milligramme d'adrénaline. Presque aussitôt cessent ces accidents si menaçants.

Le soir, l'état est toujours mauvais ; 40 centimètres cubes de sérum sont injectés sous la peau. Le lendemain 7, la situation est la même, la céphalée est toujours vive, s'accompagnant de photophobie intense et de douleurs de la nuque. L'obnubilation intellectuelle est un peu moindre, le malade dit quelques paroles. Le signe de Kernig s'est accentué, les signes de Guillain, de Brudzinski font défaut ainsi que les signes pupillaires. Deux vomissements porracés ont eu lieu dans la nuit. Le pouls, très irrégulier, bat à 60. 40 centimètres cubes de sérum sont injectés par voie rachidienne. Le liquide céphalo-rachidien a gardé l'aspect de la veille et une formule identique, la culture n'y met pas davantage de microbes en évidence. Un exament du sang, pratiqué par le Dr Aubertin, montre :

G. bl. : 13.000, se répartissant ainsi :

Polynucléaires neutrophiles	87	p. 100
Eosinophiles	0	—
Myélocytes neutrophiles	0,25	—
Grand mononucléaires	5	—
Moyens mononucléaires	5,5	—
Lymphocytes	2,25	—

Le *8 novembre*, une amélioration nette est constatable. La fièvre est tombée ; le malade, qui parle bien, accuse encore un peu de céphalée, mais surtout une violente douleur de la nuque. Les vomissements ont cessé. Aucun exanthème ne s'est produit depuis le début de la méningite. L'amaigrissement intense, véritable fonte, est frappant. Le liquide retiré ce jour-là est encore très trouble et fournit les mêmes résultats. Culture du culot toujours négative ; la culture du liquide lui-même échoue également. 80 centimètres cubes de sérum dont 40 intrarachidiens.

Le lendemain, l'amélioration s'est accentuée, mais la raideur douloureuse de la nuque et des membres inférieurs s'est encore accrue : la tête est en hypertension, les jambes sont fléchies. Le 10, l'état général est devenu très bon, et, pour la première fois, le malade a pu dormir. Il est toujours raidi, en chien de fusil. La ponction lombaire, suivie de l'injection de 20 centimètres cubes de sérum, ramène difficilement 15 centimètres d'un liquide jaunâtre, un peu moins trouble et toujours stérile, dont la coloration, indice d'une mauvaise diffusion du sérum injecté, nous fait craindre l'existence d'une méningite cloisonnée. Le culot, beaucoup moindre, montre un changement de formule cytologique ; la lymphocytose fait son apparition.

Le *11 novembre*, au milieu d'un état général bon, apparaît une rétention complète des urines, en relation probable avec l'injection sérique antérieure faite sous pression assez forte. Elle persiste encore le lendemain, mais sans nous inquiéter, car l'amélioration générale se maintient. Le Kernig est toujours intense, mais la nuque s'assouplit. Une cinquième ponction révèle un liquide limpide un peu jaune où se forme cependant encore un léger réseau fibrineux et où les lymphocytes prédominent sur les polynucléaires ; l'albumine y est toujours très abondante, peut-être du fait du sérum incomplètement résorbé, et le sucre y fait défaut. 20 centimètres cubes de sérum sont injectés.

Le *13 novembre*, la rétention urinaire disparaît, mais des accidents sériques se montrent, augmentant d'intensité le lendemain, caractérisés par de grands placards d'urticaire sur le ventre et par l'exacerbation des signes méningés : la raideur s'exagère, le Kernig est intense et même un vomissement se produit, la fièvre renaît, le malade se sent anéanti.

Ce tableau assez impressionnant correspond d'ailleurs à des modifications du liquide céphalo-rachidien, où une opalescence nette reparaît, à une polynucléose l'emportant de nouveau sur la lymphocytose, mais le culot reste faible, l'albumine est peu abondante, il existe des traces de glycose. C'est la « méningite sérique » de Sicard et Salin. On injecte de nouveau 40 centimètres cubes de sérum dans le rachis.

Les accidents persistent le *15 novembre*, une nouvelle éruption ortiée se produit ainsi qu'une infiltration dure, épaisse du tissu cellulaire au siège des injections antérieures avec tuméfaction douloureuse d'un ganglion latéro-costal qui roule sous le doigt. A partir du 17, tout rentre peu à peu dans l'ordre, l'infiltration et l'adénopathie persistent jusqu'au 19. Une ponction lombaire, pratiquée le 17, donne un liquide eau de roche avec quelques lymphocytes. La nuque redevient soupel, la céphalée disparaît, le sommeil est bon, l'appétit redevient vif et le malade guéri reprend très rapidement du poids. Le signe de Kernig persiste plus longtemps et ne disparaît totalement qu'à la fin de novembre.

Examens bactériologiques. — Les circonstances actuelles d'une part, la faible vitalité du germe de l'autre, nous ont empêché d'étudier d'une façon aussi approfondie que nous l'aurions désiré le germe pathogène isolé chez ce malade.

Nos recherches, faites avec M. Duval, pharmacien attaché au laboratoire de la région, ont montré qu'en hémoculture, au bout de quarante-huit heures, se produit un trouble léger avec développement de fins points blanchâtres dans le réseau fibrineux sanguin. L'examen décèle un diplocoque peu abondant en culture pure, morphologiquement semblable au méningocoque et ne prenant pas le Gram.

Sur gélose et bouillon simples, les repiquages sont toujours restés stériles, que le germe provînt directement de l'hémoculture ou qu'il ait déjà subi plusieurs passages sur milieux albumineux.

Sur gélose-ascite se développent en vingt heures de petites colonies, opalines, gris bleuté, arrondies, peu saillantes, semblables à celles du méningocoque. Sept passages successifs ont été possibles en ayant soin de les faire de quatre en quatre jours, puis les colonies obtenues sont restées rares et minuscules et, repiquées, elles ne poussèrent plus. Déjà, au bout de quarante-huit heures, l'examen montre que la plupart des diplocoques sont cytolysés, incolorables. Ce germe est donc très fragile.

Fermentations sucrées. — Les milieux maltosés tournesoles virent au rouge, les lévulosés et aussi les glycosés restent bleus, même au bout de quarante-huit heures. Deux épreuves ont donné le même résultat.

Recherche de l'agglutination. — Le germe jeune n'est agglutiné ni par le sérum méningococcique, ni par le sérum anti-paraméningococcique non chauffés de l'Institut Pasteur au taux de 1 p. 100 au bout de vingt-quatre heures.

Précipito-diagnostic. — Il est aussi négatif vis-à-vis des deux sérums.

Tous ces caractères différencient notre germe du méningocoque classique et du paraméningocoque de Dopter : Aucune des particularités précédentes ne permet de le ranger parmi les pseudo-méningocoques décrits jusqu'ici.

Ainsi pendant une première phase s'est déroulé le tableau d'une septicémie atténuée, se manifestant par de grands accès fébriles rappelant ceux du paludisme, sans altération notable de l'état général. Au bout de cinquante-six jours éclatèrent brusquement des accidents méningés des plus caractérisés. L'hémoculture donna un diplocoque, que les sérums antiméningococcique et antiparaméningococcique n'agglutinaient pas, mais que l'auteur croit voisin du paraméningocoque. On remarquera chez ce malade les éruptions à type d'érythème noueux, les arthralgies, l'hypertrophie de la rate.

CHAPITRE II

MÉNINGITES CÉRÉBRO-SPINALES

PRÉCÉDÉES D'UNE PÉRIODE D'INFECTION
CARACTÉRISÉE PAR DE LA FIÈVRE INTERMITTENTE

(HÉMOCULTURES NÉGATIVES)

Les observations qui précèdent nous ont montré l'apparition de la fièvre intermittente au cours des septicémies méningococciques compliquées ou non de méningite cérébro-spinale : dans toutes ces observations, l'hémoculture fut positive et donna du méningocoque.

Nous allons étudier maintenant les observations de malades chez qui la méningite cérébro-spinale fut précédée pendant plus ou moins longtemps par de l'infection générale, sans localisation : l'hémoculture fut chez eux négative. Nous estimons que ces malades ont fait une septicémie méningococcique, bien que la preuve bactériologique de cette septicémie n'ait pu être donnée par le laboratoire, le méningocoque n'ayant pas été mis en évidence dans le sang. On sait, en effet, combien ce germe est fragile et quelles difficultés on éprouve à le cultiver.

Cependant, Handa et Nanjo ont pu mettre en évidence le méningocoque cinq fois sur neuf méningites cérébro-spinales, observées dans un régiment d'Osaka. Raffaelli, dans vingt-deux cas de méningite cérébro-spinale a eu vingt hémocultures positives, en faisant couler directement le sang de la veine dans du liquide d'ascite.

L'existence fréquente du méningocoque dans le sang n'est pas douteuse d'après les résultats de ces auteurs, et, pour cette raison, nous croyons pouvoir admettre une septicémie méningococcique chez les malades dont les observations suivent, en nous basant aussi sur les faits suivants :

1° L'absence complète de signes méningés pendant une longue durée de l'affection, dont le principal symptôme est la fièvre intermittente. La température prend un autre caractère dès que les phénemènes méningés apparaissent. Ceux-ci surviennent en général brusquement, indiquant bien qu'un fait nouveau se produit dans l'organisme du malade.

2° La constatation, dans toutes ces observations, d'éruptions et d'arthralgies, qui accompagnent la fièvre, et qui sont des symptômes presque constants dans les méningococcies, comme nous l'avons vu dans le chapitre précédent.

Qu'il s'agisse de méningites cérébro-spinales frustes à signes tardifs, que ce soit, au contraire, comme nous le soutenons, des septicémies méningococciques, suivies de méningite, il est quand même intéressant de voir apparaître la fièvre intermittente, au cours de l'infection de l'organisme par le méningocoque.

OBSERVATION X (NETTER)

Un beau poupon, âgé de cinq mois, allaité par sa mère, fut
amené le 12 juillet 1913 dans mon cabinet, par ses parents
accompagnés d'une nourrice sèche. Cet enfant, à part une
température élevée qui durait depuis dix-sept jours, parais-
sait aussi bien que possible. Il avait été pris le 26 juin d'une
sorte de convulsion avec état syncopal et asphyxie légère, phénomènes qui s'étaient accompagnés d'une élévation thermique
à 39 degrés. Ces premiers signes avaient été fugaces car, lorsque le médecin arriva, ils avaient déjà disparu. Le lendemain,
le médecin put encore constater quelques signes légers : un
vomissement, un peu de raideur de la nuque, un léger degré
de tension de la fontanelle, mais il ne trouva ni Kernig, ni
signes pupillaires. A cela se bornèrent les manifestations
méningées qui ne se montrèrent plus par la suite. Dès le
premier jour la température était montée à 39 degrés. Ce fut
le symptôme prédominant. Elle continua à se montrer chaque
jour sous la forme d'une fièvre continue à grandes oscillations que les antithermiques purent abaisser sans les faire
disparaître. Ce fut le dix-septième jour de la maladie que je
vis l'enfant. Il ne présentait aucun signe de méningite, ni
aucun autre phénomène morbide ; il s'alimentait parfaitement. On ne trouve en somme chez lui que cette température
sans cause appréciable. L'examen que je pratiquais restait
négatif, et je ne trouvais à invoquer pour cause de cette
fièvre qu'une infection du cavum qui était bourré de végéta-
tions. J'allais m'arrêter à cette explication, me demandant
toutefois s'il n'y aurait pas lieu de faire ultérieurement une
ponction lombaire au cas où la température ne céderait pas
aux instillations d'une solution de collargol. Avant de ren-
voyer la famille, je songeai à chercher dans les commémo-
ratifs s'il y avait quelque chose qui justifiât l'idée d'une
méningite cérébro-spinale. Je demandai donc si l'enfant s'était
trouvé en contact direct ou indirect avec d'autres malades.
Il était en vérité très surveillé et l'on ne pouvait incriminer
aucun contact direct. J'appris cependant que la nourrice de

l'enfant était allée aux environs du Havre quelque temps auparavant pour y voir son propre enfant atteint d'une méningite d'allure foudroyante qui l'avait emporté quelques heures après son arrivée. Je considérai ce fait comme ayant une certaine importance, car il se pouvait que cette méningite foudroyante eut été cérébro-spinale et que la nourrice eût joué à cette occasion le rôle de porteur de germes. Cette éventualité m'entraîna à ne pas ajourner la ponction lombaire. D'accord avec le médecin traitant je la pratiquais le lendemain et je ramenai un liquide purulent que je remplaçais immédiatement par du sérum. Cette injection fut d'ailleurs suivie d'accidents extrêmement graves, heureusement sans conséquences et qui ne se reproduisirent pas à la suite des deux injections suivantes. L'enfant guérit promptement et je me suis assuré ces jours derniers qu'il n'a cessé de se développer et n'a conservé aucune séquelle. L'enquête pendant ce temps s'est poursuivie au Havre au sujet de la nature de la maladie de l'enfant de sa nourrice. Elle ne donna aucun résultat. La méningite avait paru peu caractéristique, il n'y avait dans la ville aucun cas de méningite cérébro-spinale. La recherche du méningocoque dans le cavum des membres de la famille resta négative alors que l'examen microscopique et les cultures avaient montré dans le liquide de ponction la présence de méningocoques.

Il est intéressant de constater que la fièvre intermittente par infection méningococcique peut apparaître chez de tout jeunes enfants. La méningite cérébro-spinale ne fut constatée que dix-sept jours après le début des accès fébriles, qui, pour Netter, étaient dus à une septicémie méningococcique.

Dans l'observation suivante, la méningite chez un enfant de neuf mois, ne fut nette qu'au vingt et unième jour de sa maladie : celle-ci était jusqu'alors essentiellement caractérisée par les accès fébriles intermittents.

OBSERVATION XI (Netter)

Je fus appelé le 21 décembre 1912, au vingt et unième jour de sa maladie, auprès d'un enfant de neuf mois, nourri au sein. Le début brusque avait été marqué par des vomissements. L'enfant était un peu grognon, mais s'alimentait régulièrement. Il ne présentait ni raideur, ni convulsion ; en somme, rien de très alarmant. Les jours suivants, on n'observa rien de remarquable, en dehors d'une éruption de boutons sans signification. La température faisait de grandes oscillations entre 37 et 39 degrés à maximum matinal, et l'ensemble de la courbe avait l'aspect de celui d'une fièvre intermittente.

Le lundi 16 décembre, les vomissements se montrèrent de nouveau. L'enfant vomit deux ou trois fois par jour ; ces vomissements se répétèrent pendant cinq ou six jours. A ce moment, le docteur L. constatait l'existence de la raideur de la nuque, qui se montrait au moment des poussées thermiques. C'était d'ailleurs le seul symptôme, il n'y avait ni convulsions, ni Kernig, ni constipation. L'enfant qui restait grognon, commençait à maigrir. La température persistait, atteignant 39 degrés ou 40 degrés surtout le matin, normale le soir, et notre confrère pensait à une méningite tuberculeuse.

Au moment de mon premier examen, j'avais grande peine à considérer comme malade, un enfant sans fièvre, sans raideur d'aucune sorte, se prêtant merveilleusement à l'examen. Devant les affirmations de mon confrère, et en constatant une fontanelle un peu saillante, je n'hésitais pas, néanmoins, à faire une ponction lombaire et ramenai un liquide trouble contenant du méningocoque. Nous fîmes dans ce cas sept injections intrarachidiennes de sérum. L'apyrexie s'établit le cinquième jour, et la guérison de l'enfant fut définitive.

OBSERVATION XII (Bezançon et Gusman)

Mlle R..., trente ans, envoyée à l'hôpital de la Charité le 1er mars avec le diagnostic d'accidents hystériformes.

A l'interrogatoire, cette malade nous apprend que, deux

semaines avant son entrée dans le service, elle avait ressenti des douleurs lombaires et avait eu des mictions assez fréquentes ; ces troubles ne l'inquiétèrent nullement, elle continua à travailler. Trois jours avant son arrivée à l'hôpital, elle a éprouvé des douleurs lombaires plus accentuées, et elle a eu une sensation de vertige. Le lendemain, après avoir bien dormi toute la nuit, elle recommença à travailler ; dans l'après-midi, elle eut quelques vertiges et une légère céphalée. La nuit suivante, elle éprouva des frissons, et le matin, essayant de se lever, elle perdit connaisance et eut un vomissement bilieux.

Le 1ᵉʳ mars, quand nous l'examinons pour la première fois, elle répond parfaitement à toutes les questions ; elle se plaint de vertiges, de céphalée légère, de bourdonnemnts d'oreille et d'insomnie. La température est à 38°2. Le pouls est régulier à 96. L'état général est bon. L'examen des différents appareils ne montre rien d'anormal. Absence complète de signes méningés. La malade est mise en observation. Les dix premiers jours, elle ne se plaint que d'une légère céphalée, de douleurs lombaires ; l'insomnie a disparu, la température atteint 39°5. Dans l'hypothèse d'une infection typhoïdique ou paratyphoïdique, on fait une hémoculture et un séro-diagnostic qui sont tous les deux négatifs. Les jours suivants, on a le tableau d'une véritable fièvre intermittente, avec les trois stades de frissons, de fièvre et de sueurs ; l'accès de fièvre a cette particularité que le maximum est très souvent le matin. L'accès de fièvre terminé, la malade peut se lever et semble guérie.

L'examen du sang, plusieurs fois répété, ne montre pas d'hématozoaires ; d'autre part, l'examen des annexes, du foie, de l'appareil urinaire ne révèle aucune infection pouvant expliquer une fièvre intermittente symptomatique.

Le 20 mars, trois semaines après le début de la maladie, apparaissent pour la première fois des symptômes méningés discrets : céphalée peu violente, légère raideur de la nuque, pas de vomissement ; ce qui permet de préciser le diagnostic.

La ponction lombaire est faite aussitôt ; on recueille un liquide légèrement trouble, que l'examen direct montre être

riche en polynucléaires renfermant quelques diplocoques se
décolorant par le Gram. La culture montre qu'il s'agit de
méningocoques (agglutination, réaction des sucres). Le jour
même, la malade reçoit 40 centimètres cubes de sérum antiméningococcique.

Le lendemain, *21 mars*, nouvelle injection de 40 centimètres
cubes de sérum.

Le 22 mars, injection de 40 centimètres cubes de sérum.

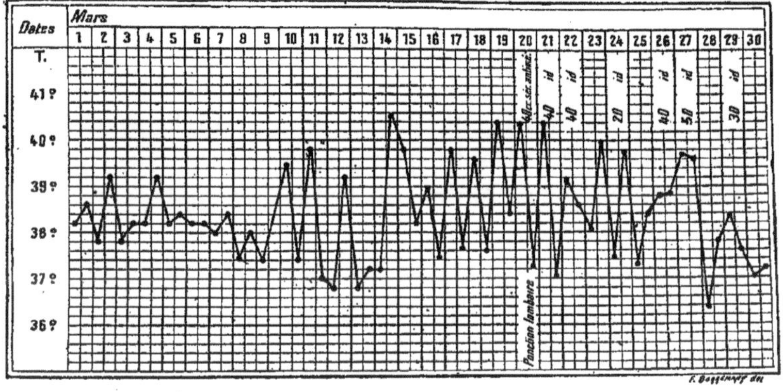

Tracé du *Bulletin de la Société médicale des Hôpitaux
de Paris* (Masson et Cie, éditeurs).

Le 24 mars, injection de 20 centimètres cubes de sérum. La
culture faite directement sur tubes de gélose-ascite montre
la présence des méningocoques.

Le 26 mars, injection de 40 centimètres cubes de sérum. La
malade est presque sans connaissance, elle se plaint de
céphalée violente et de rachialgie intense. Présence de méningocoques dans le liquide céphalo-rachidien.

Le 27 mars, injection de 50 centimètres cubes de sérum. La
malade perd connaisance pendant cinq heures.

Le 28 mars, la température est tombée à 36°4.

Le 29 mars, injection de 30 centimètres cubes de sérum. Les
méningocoques ont disparu. La malade se sent mieux. La
céphalée a disparu, la rachialgie persiste.

Le 1er avril, la température est à 37 degrés et s'y maintient.

Une ponction lombaire montre, après examen, l'absence totale de méningocoque.

La malade sort guérie de l'hôpital le 10 avril.

Les accès de fièvre intermittente sont nets dans cette observation avec les trois stades de frisson, fièvre, sueur ; la méningite n'apparut que vingt jours après le début. L'hémoculture fut négative, mais le méningocoque fut isolé dans le le liquide céphalorachidien.

Nous retrouvons aussi nets les accès fébriles dans l'observation suivante, pendant une période de quarante-cinq jours. Malheureusement, la malade mourut ; l'hypertrophie de la rate est à noter.

OBSERVATION XIII (Bezançon et Gusman)

Le deuxième cas est celui d'une jeune fille, Mlle R...., âgée de dix-neuf ans, auprès de laquelle nous fûmes appelés en consultation par le Dr Gastinel.

L'interrogatoire nous apprend que, le 15 juin 1917, étant à Vichy, la malade éprouve des douleurs articulaires aux pieds, poignets, épaules, avec état fébrile.

Quelques jours après, apparition d'un érythème légèrement papuleux avec nodosités, ressemblant à l'érythème noueux. On institue le traitement salicylé. Le 29 juin, la malade est améliorée et peut repartir pour Paris.

Vers le *3 juillet*, les symptômes précédents, qui avaient disparu, réapparaissent et semblent de nouveau améliorés pendant une semaine, par le traitement salicylé (4 à 5 grammes de salicylate de soude par jour). Brusquement, le *10 juillet*, la malade éprouve des frissons, de la fièvre, des sueurs ; on ordonne 2 grammes de quinine par jour, et, au huitième jour, la température est à 37 degrés. La semaine suivante apparaissent de grandes oscillations, la rate est très augmentée de

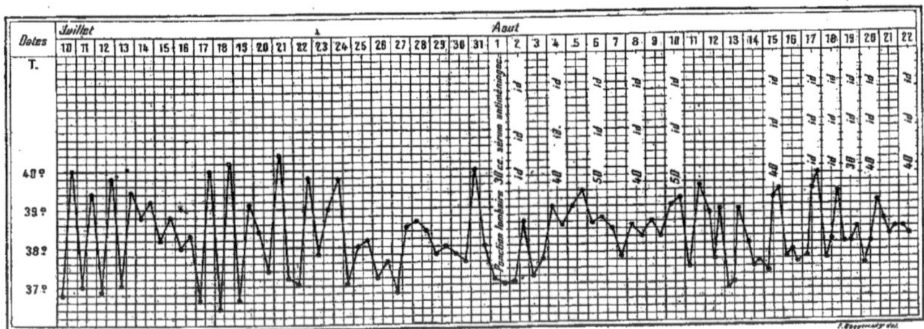

Tracé du *Bulletin de la Société médicale des Hôpitaux de Paris* (Masson et Cⁱᵉ, éditeurs).

volume. La malade éprouve à nouveau des frissons, des sueurs, la fièvre est intermittente et la température est inversée. Le Dr Gastinel craint une infection typhoïdique ou paratyphoïdique et prescrit la balnéothérapie. Aucun signe méningé à cette époque.

Brusquement, le *31 juillet* au matin, la température, qui était de 37°6 la veille, atteint 40 degrés. La malade éprouve de violentes céphalées, elle a de la raideur de la nuque, des vomissements. C'est à cette date que nous la voyons pour la prmière fois. Elle présente des signes méningés évidents ; une ponction lombaire, aussitôt faite, ramène un liquide louche ; on réinjecte de suite 30 centimètres cubes de sérum antiméningococcique.

L'examen direct du liquide montre des méningocoques, ce que confirme la culture. La malade reçoit, pendant les vingt jours suivants, une dose totale de 470 centimètres cubes de sérum antiméningococcique. La persistance des méningocoques est confirmée chaque fois par les cultures ; les germes ne poussant plus sur gélose-ascite, ils sont cultivés dans le bouillon-panse Martin. MM. Nicolle et Jouan isolent un microbe du type A. La malade, très affaiblie, presque dans le coma, meurt brusquement le 22 août.

OBSERVATION XIV (Cantieri)

P... (Vincenzo) entre à l'hôpital le 12 février 1917 avec le diagnostic : paludisme. Il est soigné à l'infirmerie depuis le 14 janvier.

Rien à signaler dans les antécédents héréditaires.

À l'âge de dix ans, il aurait eu des accès de paludisme.

Aucune maladie vénérienne.

Il est malade depuis le début de janvier.

L'affection a commencé par de légères ascensions thermiques vespérales, précédées de frissons et accompagnées de douleurs articulaires et de sueurs peu abondantes. Les ascensions thermiques devinrent peu à peu élevées, en même temps que s'accentuaient les phénomènes douloureux aux lombes et aux grosses articulations. C'est pour ces douleurs qu'il fut envoyé à l'infirmerie. L'examen ne montrait alors rien

d'anormal aux articulations, mais on notait une tuméfaction
légère de la rate. Pendant les premiers jours, il présenta
quatre accès fébriles à 39 degrés avec type tierce, précédés
de frissons et accompagnés de sueurs au moment de la défer-
vescence. Du 24 janvier au 12 février, la fièvre est intermittente avec maxima de 38°5-39 degrés, tous les deux jours
d'abord, puis sans aucune régularité.

A l'examen, le malade accuse une sensation d'asthénie profonde. Il aurait eu, les jours qui précèdent, une syncope, et
le fait de rester assis sur son lit lui donne du vertige. Il se
plaint de douleurs au niveau des articulations, douleurs profondes à siège osseux, particulièrement violentes lorsque la
fièvre augmente.

Etat d'anémie assez accentué. La peau présente une teinte
bronzée uniforme, mais cette pigmentation brune est plus
marquée sur les muqueuses labiales, sur la face dorsale des
mains, des doigts et au niveau du scrotum et de la verge.
Aucune tache brune sur la muqueuse de la face interne des
joues.

Quelques petits ganglions au niveau du cou et au pli ingui-
nal droit.

Rien au cœur. Pouls petit à 91.

Aux poumons, on ne note qu'un peu de diminution de la
respiration au sommet droit.

L'examen de l'abdomen ne montre qu'une tuméfaction légère de la rate.

Le système nerveux est normal.

Au niveau de la 7e et 8e vertèbres dorsales, on constate une
légère dépression et la pression à ce niveau est douloureuse ;
mais il n'y a aucune douleur spontanée, aucune raideur
dans les mouvements de la colonne. La pression sur la face
antérieure des tibias est légèrement douloureuse.

L'évolution de la maladie, qui dura du 12 février au
25 mars, peut se résumer ainsi :

1° *La pigmentation bronzée* alla peu à peu en diminuant
et bientôt il n'y eut plus qu'une très vague teinte brune au
niveau des mains, du scrotum et de la verge.

2° *Les douleurs articulaires* profondes devinrent de moins
en moins intenses et étaient disparues le 23 mars.

3° Pour la première fois, le 10 mars, l'accès fébrile fut précédé d'une *violente céphalée.*

La céphalée apparut le 21, le 22 mars, accompagnée de vomissements le 22, puis le 24, le 25 mars sans nouveau vomissement.

La céphalée était surtout frontale, très violente le soir et la nuit au moment du paroxysme fébrile et diminuant avec la chute de la température.

L'examen du système nerveux donna, le 25 mars, les résultats suivants : pupilles rétrécies réagissant à la lumière et à l'accommodation ; ni diplopie, ni strabisme. Rien du côté des nerfs craniens.

Les mouvements de latéralité et d'extension de la tête sur le tronc étaient normaux, mais la flexion était un peu limitée. Le malade n'accusait aucune douleur au niveau du rachis, ni spontanée, ni provoquée. Il n'y avait pas de Kernig. Ses réflexes étaient un peu exagérés.

Une ponction lombaire fut faite, dont le résultat est donné plus loin.

Dans la matinée du 26, l'état resta le même ; toutefois, la raideur de la nuque et le signe de Kernig augmentèrent.

Le malade fut alors transporté dans un hôpital de contagieux. Traité par la sérothérapie antiméningococcique, il guérit rapidement.

4° *Evolution de la température :*

Le malade eut d'abord quatre accès fébriles à 39°6 — 39°9 — 40°4 — 39 degrés ; puis, les 16, 18, 20 et 22 janvier, de la fièvre à type tierce. La température se maintint ensuite toujours nettement intermittente, laissant pour quelques jours le type tierce et ressemblant, du 2 au 9 février, à de la fièvre double tierce. On comprend qu'une telle courbe ait pu faire penser d'abord au paludisme.

La température garda dans la suite un type intermittent, accompagnée de frissons et sueurs avec ascension à 39 degrés, le plus souvent le soir et avec parfois un jour d'apyrexie intercalé entre deux accès.

5° *Examens spéciaux :*

Le séro-diagnostic pour la fièvre de Malte fut négatif le 17 février.

Le séro-diagnostic typhique et paratyphique fait le 10 mars
était négatif.

Une hémoculture, faite le 28 février au cours d'un accès
fébrile, fut négative.

L'examen du sang donna, le 13 février, les résultats suivants :

        Hématies. 3.800.000
        Leucocytes 14.000

Valeur globulaire, 1,05.

        Polynucléaires neutrophiles . . . . . 85 p. 100
            —   éosinophiles . . . .   0 —
            —   basophiles . . . . .   0 —
        Grands mononucléaires . . . .   3 —
        Petits mononucléaires . . . . . .   12 —

La recherche de l'hématozoaire fut faite à plusieurs reprises et fut toujours négative.

Examen du liquide céphalo-rachidien.

Le 25 mars. — Liquide trouble hypertendu ; augmentation
de l'albumine ; absence de sucre ; polynucléose avec cellules
altérées ; pas de germe.

Le 26 mars. — Une deuxième ponction lombaire donna
issue à un liquide identique, mais qui renfermait des méningocoques.

6° *Traitement.* — Le malade fut soumis sans succès d'abord
à la médication quinique (début de janvier au 12 février),
puis à des injections sous-cutanées d'adrénaline (12-23 février), aux injections de collobiase d'or (23 février-7 mars)
et aux injections intraveineuses et intramusculaires de su-
blimé (9-17 mars).

Le traitement spécifique institué le 25 mars, sous forme
d'injections intrarachidiennes de sérum antiméningococcique,
amena très rapidement la disparition de la fièvre et le retour
à la santé.

Chez ce malade furent portés successivement les
diagnostics de maladie d'Addison, de mélitococcie, de
fièvre typhoïde et de paludisme.

Ce dernier diagnostic s'imposait d'autant plus que le malade avait eu autrefois des accès palustres, et présentait de l'hyperthrophie de la rate et de la fièvre nettement intermittente.

Les premiers symptômes de méningite fruste ne firent leur apparition que le 22 mars (quatre-vingt-unième jour de la maladie). Quand fut pratiquée la première ponction lombaire, le 25 mars, il n'y avait eu encore ni raideur, ni Kernig. Le liquide obtenu était trouble et renfermait beaucoup de polynucléaires altérés. Les méningocoques ne furent décelés que dans le liquide de ponction du jour suivant. La sérothérapie antiméningococcique par voie rachidienne amena rapidement la disparition de la fièvre et le retour à la santé.

OBSERVATION XV (Netter)

L'enfant L... (Jean), âgé de quinze ans, de bonne santé habituelle, habitant le Vésinet, est pris, du 2 au 5 juin, de légers malaises. Le 4 au soir, la température est de 39°2. Il accuse de la courbature. Le Dr Mignon voit, pour la première fois, l'enfant le 5 et constate une langue sale, des plaques d'érythème. Il prescrit la diète hydrique et fait prendre une purgation le lendemain.

Le 7 juin, l'érythème prend la forme polymorphe à prédominance noueuse, surtout marqué au niveau des membres. Il y a de vagues douleurs articulaires. On pense à du rhumatisme.

La semaine suivante, la température monte à 40 degrés, avec des oscillations larges et rapides : les élévations coïncident avec des poussées de nouvelles plaques d'érythème. Diète, aspirine, lait, bouillon de légumes. On pense à un érythème infectieux.

Les oscillations s'accentuent davantage, la température du

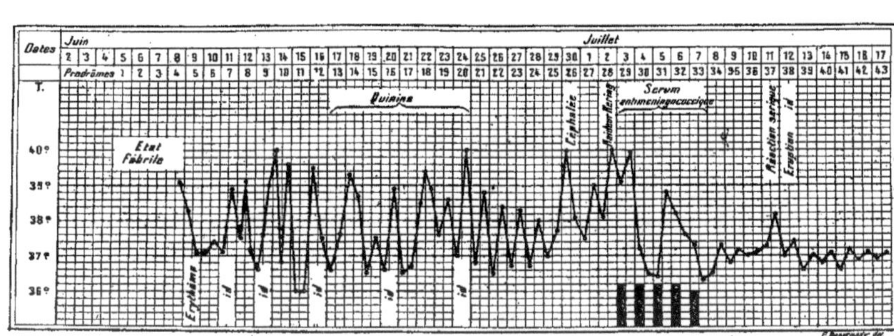

Tracé du *Bulletin de la Société Médicale des Hôpitaux de Paris* (Masson et Cie, éditeur).

matin est normale ou inférieure à la normale. L'idée d'une fièvre intermittente paraît d'autant plus s'imposer, que la localité renferme un hôpital où sont soignés des paludéens et que l'on y a signalé des cas autochtones de fièvre intermittente imputés à des piqûres de moustiques particulièrement nombreux cet été.

On administre de la quinine sans obtenir aucun effet. L'érythème continue avec le caractère polymorphe accompagné de quelques pétéchies. Il n'y a pas d'abattement. On ne relève aucun trouble nerveux. Le pouls remonte de 80 à 90. Les urines sont normales, sans albumine. L'examen du sang ne révèle aucune agglutination des bacilles typhiques ou paratyphiques.

Du 25 au 30 juin, les phénomènes s'amendent, la courbe descend, mais l'érythème persiste.

Dans la nuit du 30 juin au 1er juillet réveil brusque à 2 heures du matin avec céphalée frontale intense que rien ne calme. Cette céphalée dure toute la journée des 1er et 2 juillet.

Le 3 juillet, constipation opiniâtre, Kernig, dermographisme, vomissements. L'articulation tibio-tarsienne gauche est gonflée et il existe quelques pétéchies au niveau de la malléole externe. Le diagnostic de méningite paraît probable.

C'est ainsi que je suis appelé le 3 juillet. L'aspect de l'enfant est bien celui d'un méningitique. La ponction lombaire ramène un liquide louche et est immédiatement suivie de l'injection de 30 centimètres cubes de sérum antiméningococcique (20 centimètres cubes de sérum B, 10 de sérum A).

Les deux jours suivants, on répète les injections aux mêmes doses.

Le 6 juillet, on injecte seulement 25 centimètres cubes et exclusivement du sérum B.

Il a été, en effet, possible de constater que les cultures de méningocoques obtenues sont agglutinées par le sérum B.

A la suite des deux premières injections, l'enfant s'est plaint d'une céphalée intense, qui a été calmée par les piqûres de morphine.

A partir de la deuxième ponction, il n'y a plus eu de poussée d'érythème.

Après la quatrième injection, la température a été normale
et ne s'est plus relevée que le 11, au moment d'une poussée
sérique, d'ailleurs de courte durée. La céphalée avait disparu
après la quatrième ponction.

L'enfant s'est complètement et définitivement rétabli.

Comme on le voit, le tableau clinique avant l'apparition des phénomènes méningés, était celui d'une
fièvre intermittente irrégulière, à accès habituellement
quotidiens, quelquefois tierces, a paroxysmes tantôt
matinaux, tantôt vespéraux. La méningite n'apparut
qu'au vingt-sixième jour. L'éruption, présentée par le
malade, prit le type d'érythème noueux. Le microbe
isolé fut le méningocoque B. Quatre injections intrarachidiennes de sérum amenèrent la guérison.

OBSERVATION XVI (Lancelin)

M... (Jean), vingt-deux ans, matelot musicien au 2ᵉ Dépôt,
faisant fonction d'infirmier à l'Hôpital maritime de l'Arsenal.

Aucun antécédent héréditaire ; n'a jamais été malade ; a
fait, en 1914 et 1915, dix-neuf mois de séjour sur divers bâti-
ments de la division navale de Syrie et en Méditerranée
orientale ; n'a jamais eu de paludisme.

Le 24 mai 1917, après avoir fait, la veille, son service comme
d'habitude, il accuse au réveil de la céphalée avec frissons,
rachialgie et température de 40 degrés.

Admis à l'Hôpital de la Marine, il est évacué le lendemain
matin 25 sur le service des contagieux avec raideur de toute
la colonne vertébrale, et éruption purpuriforme des membres
supérieurs et inférieurs.

A l'arrivée dans le service, on constate l'existence d'un
grand syndrome méningé : Kernig très accusé, raideur de la
nuque et des membres, attitude en chien de fusil ; quelques
vomissements bilieux ; pas de modifications pupillaires ; le
malade est dans le coma, très agité et difficile à ponction-

ner. Il présente en outre une éruption purpurique presque généralisée constituée par endroits par des éléments revêtant l'aspect de larges placards de teinte violacée à bords irréguliers, et ailleurs par un piqueté violacé de petites taches très nombreuses, parfois presque confluentes. Une ponction lombaire, pratiquée presque aussitôt, ramène 50 centimètres cubes de liquide purulent et très hypertendu : on injecte 40 centimètres cubes de sérum (30 centimètres cubes anti et 10 centimètres cubes antipara). Grand bain tiède à 35 degrés ; vessie de glace sur la tête ; urotropine.

Le liquide de ponction, examiné au microscope, montre l'aspect cytologique classique de la méningite cérébro-spinale avec de très rares diplocoques intracellulaires, ne prenant pas le Gram.

A la contre-visite, même état très grave avec un peu moins d'agitation cependant ; on constate de l'inégalité pupillaire avec mydriase à gauche. Les urines sont normales, à part une légère diminution du taux des chlorures.

26 mai. — Le malade a passé une nuit assez calme, mais est toujours sans connaissance avec température élevée ; le pouls est rapide, assez bon, aux environs de 120 ; incontinences sphinctériennes.

Ponction lombaire n° 2 après bouffée de chloroforme nécessitée par l'agitation extrême du malade ; injection de 30 centimètres cubes de sérum (20 centimètres cubes antiméningococcique et 10 centimètres cubes antiparaméningococcique). Même traitement par ailleurs.

27 mai. — Même état très grave ; malade toujours sans connaissance avec selles et mictions involontaires ; l'éruption purpurique s'est étendue et, de l'abdomen, a gagné le thorax ; on ne constate pas d'hémorragies des muqueuses.

Plusieurs ponctions faites à différentes hauteurs de la colonne vertébrale ne ramènent chacune que quelques gouttes de liquide louche ; on injecte 20 centimètres cubes de sérum entre la 10ᵉ et la 11ᵉ dorsale.

28 mai. — Persistance du coma. Ponction n° 4 : liquide louche, hypertendu ; 20 centimètres cubes de sérum.

L'identification des colonies microbiennes provenant de l'ensemencement du liquide céphalo-rachidien donne du méningocoque de Weichselbaum. La recherche du méningocoque dans le sang reste négative, après hémoculture sur gélose-albumine.

29 mai. — On constate à la visite une amélioration considérable : le malade a toute sa connaissance, répond aux questions, boit et urine seul.

Mêmes symptômes méningés, atténués cependant ; même aspect de l'éruption purpurique.

Ponction n° 5 : liquide louche xanthochromique ; 10 centimètres cubes de sérum.

30 mai. — La nuit a été bonne et très calme ; l'éruption purpurique, persistante au niveau des membres, a tendance à pâlir sur l'abdomen. La température est à 37°9.

Ponction n° 6 : liquide louche, légèrement xanthochromique.

La formule cytologique du liquide céphalo-rachidien s'est modifiée, et on constate l'apparition d'une légère lymphocytose. Pas de sérum.

31 mai. — Etat satisfaisant ; atténuation du purpura. Température : 38 degrés.

Ponction n° 7 : liquide éclairci ; pas de sérum.

1er juin. — Même état. Température à 37°5.

Ponction n° 8 : liquide éclairci ; pas de sérum.

2 juin. — Température à 37°2. Ponction n° 9 : liquide clair ; pas de sérum.

A partir de ce moment, la température se maintient normale, le Kernig a diminué et les raideurs ont disparu ; l'état général s'améliore graduellement et, le 6, le malade commence à s'alimenter, lorsque, le 8 juin, il accuse de la céphalalgie avec température de 38°5 ; aucun symptôme méningé. Une ponction lombaire ramène du liquide clair ne renfermant que quelques élément cellulaires (lymphocytes et polynucléaires pycnotiques) et pas d'éléments microbiens ; on ne fait pas d'injection de sérum.

A partir de ce jour jusqu'au 20 juin, s'installe une fièvre à allure intermittente, revêtant l'aspect d'une fièvre paludéenne à type tierce. La température s'élève tous les deux jours, assez régulièrement, aux environs de 39 degrés, à peu près à la même heure, au début de l'après-midi. L'apyrexie est complète le lendemain, le malade accuse même une sensation de bien-être, mais le cycle fébrile se reproduit le surlendemain.

Cette fièvre s'accompagne de sueurs abondantes, quelquefois de frissons, et d'une céphalalgie modérée ; la rate n'est pas percutable. Ces symptômes fébriles sont accompagnés d'arthralgies fugaces au niveau des membres inférieurs ; le malade se plaint de fatigue générale et d'asthénie ; le cœur est bon ; les urines ne présentent rien d'anormal, et le taux des chlorures s'est même relevé depuis le précédent examen.

La recherche de l'hématozoaire reste plusieurs fois négative ; la formule leucocytaire n'est pas en faveur du paludisme.

Polynucléaires neutrophiles . . .	75	p. 100.
— éosinophiles . . .	0	—
Formes de transition	1	—
Moyens mononucléaires	2,5	—
Grands	0,5	—
Lymphocytes	21	—
Myélocytes	0	—

Malgré l'état de la rate, et malgré le résultat négatif des recherches de laboratoire, en raison des séjours prolongés qu'a faits antérieurement notre malade dans des pays impaludés, et pensant d'autre part que la formule leucocytaire a pu être profondément influencée par la méningite grave encore toute récente, nous commençons un traitement par la quinine en injections isotoniques intraveineuses

Le traitement n'amène aucun résultat, et la fièvre continue à se reproduire régulièrement.

Pensant alors à une forme atypique de méningococcémie, nous pratiquons une seconde hémoculture qui, cette fois encore, reste négative ; nous instituons cependant un traitement sérique par voie sous-cutanée.

Quelques jours après, le 28 juin, la température, au lieu de tomber le matin comme les jours précédents, reste élevée, le malade accuse une vive céphalalgie avec légère raideur de la nuque ; pas de Kernig. Une ponction lombaire, ramène du liquide louche hypertendu, à formule de polynucléose absolue sans germes microbiens ; la culture reste stérile. Une rechute de méningite n'est cependant pas douteuse. On fait 10 centimètres cubes de sérum intrarachidien par la méthode lente de Besredka, sans incidents anaphylactiques.

24 juin. — Même état, température à 39 degrés, liquide trouble ; injection de 20 centimètres cubes de sérum sans incident.

25 juin. — Le Kernig, qui était à peine ébauché depuis deux jours, est devenu net ; 20 centimètres cubes de sérum dans le canal rachidien. Subdélire pendant la nuit.

26 juin. — Légère amélioration ; liquide toujours louche ; 10 centimètres cubes de sérum.

27 juin. — La température est à 37°3, le liquide légèrement opalescent. On n'injecte pas de sérum.

A partir de ce jour, la température reste normale, les ponctions quotidiennes montrent un liquide qui s'éclaircit graduellement pour devenir limpide le 1er juillet.

La convalescence n'est troublée que par l'évolution d'une épididymite à gauche, et le malade quitte l'hôpital le 12 août, complètement rétabli, avec un congé de convalescence de deux mois.

Il s'agit, en somme, d'un malade qui, à la suite d'une atteinte grave de méningite cérébro-spinale, fit une courbe thermique, à forme intermittente, revêtant les allures d'une fièvre paludéenne à type tierce. La constatation de frissons, de sueurs au moment de l'accès fébrile et les antécédents du malade, qui avait séjourné dans les colonies, firent penser au paludisme, mais l'examen du sang ne montra pas d'hématozoaires.

Cette observation est particulièrement intéressante, car nous avons la preuve que pendant les dix-huit jours de fièvre à grandes oscillations, il ne s'agissait pas d'une continuation de la méningite, puisque le liquide céphalo-rachidien, d'abord purulent, était devenu absolument clair.

Il n'y avait aucun signe méningé et lorsque, le 20 juin, les signes de méningite apparurent à nouveau, le liquide céphalo-rachidien devint à nouveau trouble et surtout la température cessa de présenter les grandes oscillations et resta élevée matin et soir.

Seule l'hypothèse d'une septicémie peut expliquer la fièvre à grandes oscillations, entre les deux atteintes de méningite.

La culture du liquide céphalo- rachidien, dans les observations qui précèdent, donna du méningocoque, qui put être étudié et caractérisé. Dans celles qui suivent, le méningocoque ne put être obtenu en culture : la nature méningococcique de l'affection n'est toutefois pas douteuse.

OBSERVATION XVII (Pierre-L. MARIE)

D... (Emile), trente ans, entre le 3 novembre 1916 dans notre service. C'est un homme vigoureux, qui a toujours joui d'une excellente santé et a vécu en France dans des régions indemnes de malaria. Depuis le début de la guerre, il sert au front comme conducteur aux convois automobiles et n'a jamais été malade, à part quelques douleurs rhumatoïdes fugaces en 1915.

Au début de septembre dernier, alors qu'il se trouvait à R..., en S..., il fut pris d'accès fébriles violents, qualifiés par sa fiche médicale d' « accès paludéens tierces », qui motivèrent son évacuation du front le 10 septembre. Traité à l'hôpital auxiliaire 10 de Rouen, du 13 septembre au 3 novembre, il présente là, comme le montre sa feuille de tem-

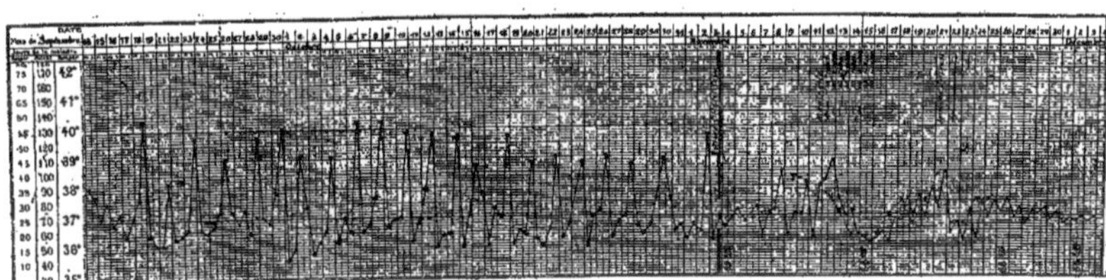

Tracé du *Bulletin de la Société médicale des Hôpitaux de Paris* (Masson et Cie, éditeur).

pérature, une série d'accès à périodicité régulière, qui contribuèrent à faire maintenir le diagnostic d' « accès de fièvre tierce très réguliers, mais à des heures variables ». Le malade, interrogé, fait la description de l'accès palustre classique, mais survenant sans horaire fixe, le plus souvent vespéral. Il dit avoir eu parfois, à la suite de l'accès, des plaques rouges, prurigineuses aux jambes, il n'aurait pas souffert au niveau des articulations. Il fut soumis à des injections répétées de quinine sans succès. Le médecin-chef du secteur, consulté, pensa lui aussi à du paludisme et fit continuer le traitement quinique. Malgré ces accès fébriles violents, atteignant souvent 40 degrés, l'état général restait satisfaisant et le malade allait même se promener en ville pendant la journée d'apyrexie, d'ordinaire intercalée entre deux accès ; son appétit, dit-il, était « féroce » le lendemain de l'accès et aucun amaigrissement ne s'était produit, malgré la durée déjà longue de l'affection.

C'est dans cet état que nous le recevons à l'Hôtel-Dieu, le 3 novembre. Son teint est frais et coloré, son embonpoint satisfaisant. L'examen des divers organes ne décèle aucune particularité. La rate, inaccessible à la palpation, donne une aire de matité, voisine de la normale, 13 centimètres sur 8, mais la pression de l'hypocondre éveille une légère douleur. On ne fait aucun traitement et, pendant quatre jours, aucun accès ne se produit.

Le 8, a lieu un petit accès à symptomatologie ébauchée, suivi d'un semblable le 10. Au moment de l'acmé fébrile, un examen du sang montre l'absence d'hématozoaires. Le lendemain, la température est redevenue normale. Dans la soirée, le malade se sent mal à l'aise et accuse un peu de céphalée, dont il ne se plaignait jamais avant, même au fort de l'accès. Dans la nuit, la céphalée devient atroce, comparable à une calotte de plomb, et deux vomissements surviennent, le premier alimentaire, le second bilieux et abondant. Le 12 au matin, quand nous examinons le malade, sa céphalée est telle, qu'elle lui arrache des cris. Des signes méningés évidents ont apparu : attitude en chien de fusil, le dos tourné à la lumière, Kernig très intense, raideur accusée de la nuque. Les signes de Brudzinski et Guillain font défaut. Les réflexes tendineux sont un peu exagérés, l'obnubilation intellectuelle est notable. Aucun signe pupillaire, pas de troubles sphinctériens. Il n'existe pas d'herpès, ni d'éruption cutanée. Le pouls est légèrement dissocié, battant à 80, avec une température de 38°1. Immédiatement, nous faisons une ponction lombaire, qui ramène un liquide fortement trouble, donnant à la centrifugation un culot assez considérable, renfermant de l'albumine en abondance, des traces de glucose et une proportion de 70 polynucléaires assez altérés pour 30 lymphocytes, mais aucun microbe n'est décelable, ni à l'examen direct, ni à la culture sur gélose-ascite. Par contre, le liquide centrifugé donne un *précipito-diagnostic avec le sérum antiparaméningococcique*, négatif avec le sérum antiméningococcique. Nous injectons 40 centimètres cubes de sérum polyvalent, sans incident, dans le rachis, puis 40 autres sous la peau. Dans la soirée, l'amélioration se dessine déjà : la céphalée et l'obnubilation sont moindres, aucun nouveau vomissement n'est survenu. La température étant voisine de 39 degrés, nous jugeons le moment opportun pour pratiquer une hémoculture que les circonstances, depuis l'entrée du malade, ne nous avaient pas permis de tenter avec chances de succès. Malheureusement, elle resta stérile ; les repiquages sur gélose-ascite au bout de deux et de six jours ne donnèrent lieu au développement d'aucune colonie. L'examen du sang, fait par le Dr Aubertin, donna les résultats suivants :

Globules rouges : 4.800.000.
Globules blancs : 6.750, se répartissant ainsi :
<pre>
    Polynucléaires neutrophiles. . . . 80 .p. 100
    Eosinophiles . . . .   0,5 —
    Mononucléaires : grands   6   —
         —   moyens.   3   —
    Lymphocytes . . . .   9,5 —
</pre>

Le lendemain 13, l'état est sensiblement le même que la veille au soir ; une nouvelle ponction, suivie d'injection intrarachidienne de 40 centimètres cubes de sérum, donne un liquide ayant les mêmes caractères et la même stérilité.

Malgré une nuit sans sommeil, l'amélioration, le lendemain 14, est considérable, le malade déclare se trouver très bien. Fièvre, céphalée, troubles intellectuels ont disparu, le pouls est tombé à 56 ; seules, persistent très intenses ,la raideur de la nuque et le signe de Kernig. Les réflexes rotuliens sont normaux. Une troisième ponction montre un liquide à peine louche ne donnant plus qu'un très petit culot ; l'albumine et le sucre y sont en quantité presque normale. Amicrobien, il renferme 75 polynucléaires pour 25 lymphocytes.

Les jours suivants, l'état général devient excellent ; le sommeil est revenu, l'appétit est vif, mais le malade a perdu 3 kil. 200 depuis le début de l'atteinte méningée. Les seuls signes persistants sont une légère raideur de la nuque et un Kernig intense. La ponction du 15 ramène un liquide limpide, où l'albumine est normale et qui contient 80 p. 100 de lymphocytes. On injecte encore 25 centimètres cubes de sérum.

Une cinquième ponction lombaire, faite le 20, donne un liquide eau de roche ne contenant que des lymphocytes. Dans la soirée du 20 débutent des accidents sériques, d'abord rougeur locale aux points d'injection sous-cutanée, puis le lendemain éruption de nombreuses papules urticariennes sur les avant-bras et les membres inférieurs accompagnée de fièvre, d'arthralgies et de reprise légère de la céphalée. Au bout de deux jours, ces troubles disparaissent et font place à un état général parfait, la courbe du poids monte rapidement, le malade est complètement guéri ; seul persiste jusqu'au 2 décembre un signe de Kernig de moins en moins net, dernier témoin de la méningite.

La méningite apparut chez ce malade après trentesept jours d'une septicémie, manifestée par de grands accès fébriles, rappelant ceux du paludisme. Il ne fut pas pratiqué d'hémoculture, et le liquide céphalorachidien se montra stérile, mais trois arguments autorisent à conclure chez ce sujet à une infection méningococcique : l'allure clinique si particulière de la septicémie, l'arrêt instantané des accidents généraux et méningés par le sérum antiméningococcique

polyvalent et surtout le résultat du précipito-diagnostic, qui était positif avec le sérum antiparaméningococcique, négatif avec le sérum antiméningococcique.

OBSERVATION XVIII (Bonnel et Joltrain)

H..., du   ⁿ régiment d'infanterie, âgé de trente-trois
ans, est hospitalisé le 1ᵉʳ avril 1915 pour « courbature fébrile ».

Après un examen sommaire pratiqué au service de triage,
il est dirigé sur le pavillon 12 de l'ambulance 6/8, réservé
uniquement au traitement des typhoïdiques.

Le malade, dont la santé s'est altérée depuis une dizaine
de jours, se plaint de lassitude, fatigue, perte d'appétit,
insomnie et céphalée.

A l'entrée, la température est de 38°5, le pouls à 80. La
langue est sèche, saburrale, mais n'est pas rouge à la pointe,
ni sur les bords. Il existe un peu de diarrhée ; le ventre est
souple avec quelques gargouillements dans la fosse iliaque
droite. La rate est normale. On ne constate pas de taches
rosées.

Le malade est enchifrené, tousse et se plaint un peu de la
gorge qui présente des signes d'angine congestive. A l'auscultation, on trouve quelques râles de bronchite disséminés. Un
ensemencement de gorge, sur sérum de bœuf coagulé, donne
un résultat négatif au bacille de Loeffler.

L'hémoculture, pratiquée au onzième jour de la maladie,
reste stérile. Le séro-diagnostic fait à la même époque, chez
ce malade, qui dit avoir reçu deux injections préventives de
vaccin antityphique (lesquelles ne sont pas inscrites au livret),
est négatif à l'Eberth et aux paratyphiques à 1/80.

En présence de cette forme un peu anormale et des ren-
seignements négatifs fournis par le laboratoire, le diagnostic
de fièvre typhoïde ou de paratyphoïde, auquel on avait songé
au début, ne semble pas devoir être retenu.

Les signes pulmonaires, qui s'accompagnent d'une expec-
toration assez abondante, font penser un instant à la tuber-

culose, mais il n'existe pas d'antécédents spécifiques ni signes de localisation ; de plus, on ne trouve pas de bacilles de Koch dans les crachats.

A partir de ce moment, c'est-à-dire au vingt et unième jour de la maladie, s'installe un cycle fébrile assez curieux qui ressemble un peu à celui de la fièvre tierce ; deux jours d'apyrexie suivis d'une ascension thermique entre 38 et 39 degrés, dépassant même quelquefois 40 degrés. Le malade n'est jamais allé aux colonies. La recherche de l'hématozoaire de Laveran dans le sang est négative.

A la diarrhée du début fait suite un certain degré de constipation ; la langue reste blanche, étalée, non rôtie.

Après avoir éliminé successivement la dothiénentérie, la tuberculose, la diphtérie, le paludisme, on en était réduit aux conjectures quand, en examinant ce malade au quarante et unième jour, on découvre, par hasard, une certaine raideur des muscles de la nuque en même temps qu'un signe de Guillain positif des plus nets.

L'investigation se poursuit alors attentivement, au point de vue méningé, sans que le malade ait attiré notre attention de ce côté. Quand on l'interroge, il accuse bien un peu de céphalée, mais il ne paraît pas en être très incommodé. Il existe un Kernig à peine ébauché ; signe de Brudzinski assez net. Pas de troubles oculaires.

La ponction lombaire (2 mai) donne un liquide louche peu hypertendu, très albumineux, contenant de nombreux polynucléaires peu altérés et des méningocoques.

On injecte aussitôt du sérum de Dopter, aux doses journalières décroissantes de 40, 30, 20 et 10 centimètres cubes. A partir de ce moment, les phénomènes méningés s'amendent rapidement, la température tombe à la normale et le malade quitte l'ambulance, trois semaines après, complètement guéri.

La méningite ne fut constatée que quarante et un jours après le début de la maladie, qui était caractérisée par un état septicémique, avec fièvre à grandes oscillations.

Les frottis faits avec le liquide céphalo-rachidien montraient du méningocoque.

OBSERVATION XIX (Bonnel et Joltrain)

M..., âgé de quarante-quatre ans, entre le 20 juillet 1915, à l'hôpital de L..., en B..., avec des symptômes d'embarras gastrique fébrile, datant de quatre à cinq jours, mais avec céphalée intense.

Ces symptômes se continuent jusqu'au 13 août. Entre temps, le malade a des poussées thermiques avec frissons, rappelant les accès paludéens.

Le 13, on note un peu de raideur dans la nuque avec ébauche de Kernig. La ponction lombaire, pratiquée le même jour, donne un liquide trouble ; injection de 20 centimètres cubes de sérum antiméningococcique, renouvelée le lendemain à la dose de 30 centimètres cubes.

L'examen du liquide céphalo-rachidien, pratiqué par M. Grisez au laboratoire de l'armée, montre la présence du méningocoque. A la suite de ces injections, chute de température et amendement rapide de tous les symptômes.

Le malade sort complètement guéri le 10 septembre.

OBSERVATION XX (Serr et Brette)

X..., trente-cinq ans, artilleur, entre à l'hôpital de V... le 10 août 1917.

Antécédents personnels. — Bonne santé habituelle. N'a pas été vacciné contre la fièvre typhoïde. A fait un long séjour dans la zone occidentale des armées où il fut hospitalisé le 23 août 1917 pour une lymphangite du membre inférieur gauche, consécutive à des excoriations du pied ; il serait resté en traitement jusqu'au 7 juillet présentant une température fébrile. Il fut évacué à cette date sur l'hôpital de R..., avec le diagnostic : « lymphangite du membre inférieur gauche, actuellement guérie ; état septicémique depuis un mois ;

fatique générale, gros amaigrissement ». Pendant son séjour
dans cet hôpital, il présenta des accès de fièvre s'élevant parfois à 40 degrés, survenant à intervalles irréguliers, s'accom-

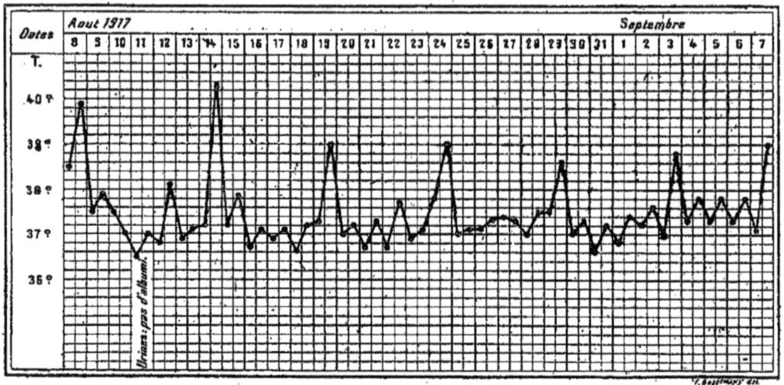

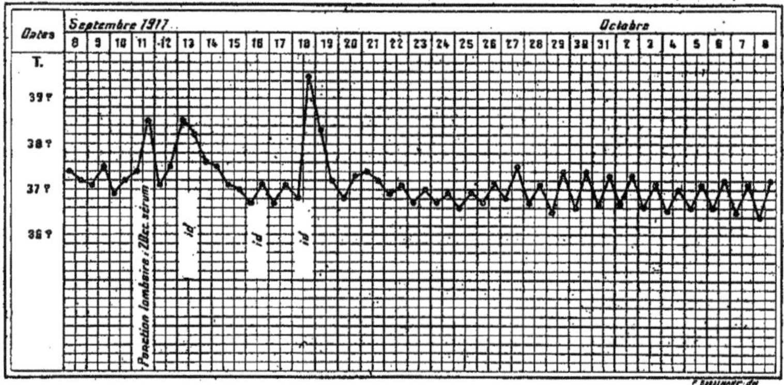

Tracé du *Bulletin de la Société médicale des Hôpitaux
de Paris* (Masson et Cⁱ⁰, éditeurs).

pagnant de frissons, de chaleur et de sueurs abondantes ; cet
homme accusait à ce moment des douleurs dans la région
sacrée. On ne constatait dans l'intervalle des accès fébriles
aucun symptôme anormal.

Le 10 août, ce malade fut mis en observation à l'hôpital des contagieux de V... Au moment de l'entrée dans cet hôpital, les réflexes rotuliens et achilléens sont exagérés des deux côtés, surtout à droite. Les réflexes cutanés sont normaux. Il n'y a pas de raideur de la nuque ; on ne constate pas de signe de Kernig. Il paraît y.avoir une légère diminution de la sensibilité à la piqûre au niveau de la face antérieure des jambes. La percussion des apophyses épineuses de la région sacro-lombaire est légèrement douloureuse, mais il n'existe aucune déformation du rachis. Une pression exercée sur la tête de cet homme placé en position verticale détermine une faible douleur sacro-lombaire.

L'examen des autres appareils ne révèle rien qui soit digne de remarque. Il n'y a pas de fièvre.

Le 14 août, la température s'élève brusquement à 40 degrés. Une prise de sang est faite ; l'hémoculture reste stérile.

Du 15 août au 10 septembre, la température du soir ne dépassé pas, en général, 37°6 ; mais dans la soirée du 14, du 19, du 24, du 29 août, du 3 et du 7 septembre, elle atteint brusquement 39 degrés, pour être à nouveau près de la normale le lendemain. Pendant ces élévations de température, des douleurs assez vives se produisent dans la région lombaire.

Le 11 septembre, notre attention est attirée, au cours d'un accès fébrile, sur l'attitude un peu soudée du malade, nous constatons qu'il présente une légère contracture des muscles lombaires et une ébauche de signe de Kernig. Une ponction lombaire permet de retirer 25 centimètres cubes de liquide céphalo-rachidien hypertendu. Ce liquide légèrement trouble montre un recticulum fibrineux en suspension. L'examen du culot de centrifugation nous permet d'établir la formule cytologique suivante :

Polynucléaires : 97 %, tous en voie de dégénérescence.
Lymphocytes : 3 %.
Quelques cellules endothéliales.

On ne constate pas de germes intra ni extracellulaires. Le culot de centrifugation est ensemencé sur gélose-ascite et sur gélose sang ; ces milieux de culture restent stériles.

Résultats de l'analyse chimique :

Albumine totale . . . . 2 $^o/_{oo}$
Globulines . . . . traces.
Urée . . . . 0,24 $^o/_{oo}$
Glucose . . . . néant.

Injection de 20 centimètres cubes de sérum antiméningo-coccique.

Le 13 septembre, la température du matin est de 38°5. Il existe de la céphalée et une sensation de pesanteur dans la région lombo-sacrée. L'exagération des réflexes rotuliens a disparu, mais on constate de la raideur de la nuque et du signe de Kernig.

Le 14 septembre, signe de Kernig. Raideur de la nuque. Le liquide céphalo-rachidien est légèrement louche.

Formule cytologique :

Lymphocytes. . . . . 35 %
Polynucléaires . . . . 65 %

Pas de microbes à l'exament direct. L'ensemencement sur gélose ascite reste stérile.

Résultats de l'analyse chimique :

Albumine . . . . 1 $^o/_{oo}$
Glucose 0
Urée 0,38
Chlorures 7,25

Injection de 20 centimètres cubes de sérum antiméningo-coccique.

Le 16 septembre, persistance du signe de Kernig et de la raideur de la nuque. Le liquide céphalo-rachidien s'est éclairci ; la lymphocytose s'est accrue depuis le début des injections de sérum, elle atteint maintenant 80 %.

Résultats de l'analyse chimique :

> Albumine : 1,22 °/$_{00}$.
> Glucose : présence en quantité au-dessous de la nor-
> male.
> Globuline : présence.
> Chlorures : 7,43.

Injection de 20 centimètres cubes de sérum antiméningococcique.

Le 18 septembre, la fièvre est rapidement tombée à la suite
du traitement sérique ; la température continue à être normale. Le liquide céphalo-rachidien est clair, non hypertendu.
L'examen cytologique révèle la présence de très rares lymphocytes.

Résultats de l'analyse chimique :

> Albumine . . . . 0,35 °/$_{00}$
> Sucre 0,40
> Chlorures. 7,50

Injection de 20 centimètres cubes de sérum antiméningococcique. Une réaction thermique à 39°5 se produit cinq heures après cette injection, elle s'accompagne de frissons et de
vomissements.

Le 19 septembre, céphalée très vive. Le signe de Kernig et
la raideur de la nuque sont plus marqués. Vomissements.

Le 20 septembre, atténuation des symptômes précédents.
La fièvre est tombée.

Le 30 septembre, la température continue à être normale ;
les symptômes méningés ont disparu ; le malade commence à
se lever.

Le 15 octobre, état général excellent. Augmentation de poids
de 5 kilogrammes.

Dans la suite, la convalescence se poursuit sans incident.

Il s'agit, en somme, d'un malade qui, après avoir
eu une lymphangite du pied en avril 1917, présenta
pendant les mois de mai, juin, juillet, août un état

infectieux, caractérisé tout au moins pendant les deux derniers mois, par des accès fébriles, survenant tous les quatre ou cinq jours, et accompagnés chaque fois de frissons et de sueurs. Le 11 septembre, une légère raideur de la nuque, constatée au moment d'un accès fébrile, incita à faire une ponction lombaire : le liquide céphalo–rachidien était hypertendu, légèrement louche et présentait de la polynucléose. Quatre injections de sérum antiméningococcique amenèrent en une semaine la disparition des phénomènes infectieux.

Bien que le microbe n'ait pas été isolé, il n'est pas douteux qu'il s'est agi, dans ce cas, d'une infection méningococcique ; en effet :

1° L'examen cytologique montrait une formule leucocytaire d'infection aiguë et des polynucléaires nettement altérés : il ne saurait donc s'agir d'une méningite puriforme aseptique, comme celles décrites par le professeur Widal.

2° L'examen chimique du liquide céphalo-rachidien des premières ponctions permit de constater une absence totale de sucre ; puis le sucre reparut progressivement sous l'influence du traitement sérothérapique. Sa quantité était normale lors de la dernière ponction.

3° Le sérum antiméningococcique exerça une action véritablement spécifique : il a suffit d'injecter 80 centimètres cubes de sérum pour faire disparaître; en une semaine, un état infectieux qui, bien qu'atténué, durait depuis plusieurs mois.

OBSERVATION XXI (Challamel)

Le 11 juillet 1916, entrait dans mon service le soldat A... P., du 67ᵉ d'infanterie, âgé de dix-neuf ans, qui présentait comme seuls symptômes de la fièvre et, aux quatre membres, une éruption semblable à l'érythème noueux.

Pour être complet, je dois ajouter qu'il était porteur de poux de pubis.

Durant les dix premiers jours, la température oscilla sans jamais dépasser 38°8 ; mais il n'y eut pas de rémission nette, malgré des doses journalières de 0,75 de chlorhydrate de quinine.

L'état général était parfait : le malade buvait, mangeait, causait, lisait et s'amusait.

Mais déjà la sorte de dissociation présentée entre l'état général excellent et l'allure de la courbe (en l'absence complète de tout symptôme organique), me fit penser à une manifestation d'ordre septicémique, ce qui explique que le 21 juillet, je pratiquai une injection intraveineuse de 5 centimètres cubes d'une solution d'argent colloïdal. A la suite de cette thérapeutique la température tomba à la normale durant vingt-quatre heures.

Le 23, la fièvre reprit, mais en même temps apparaissait un symptôme nouveau : de violentes arthralgies.

Les papules d'érythème noueux persistaient toujours aux quatre membres, mais avaient perdu leur netteté caractéristique et l'éruption, à ce moment, ne ressemblait à aucun exanthème déterminé.

Vu le rapprochement classique de l'érythème noueux et des douleurs rhumatismales, j'instituais de suite un traitement au salicylate de soude. Cette médication calma les douleurs articulaires. Mais, à partir du 25, la courbe commença à prendre le type bien spécial de fièvre en aiguille. L'examen clinique ne révélait toujours pas de symptômes organiques.

Le Dʳ Chéné voulut bien pratiquer les divers examens bactériologiques et histologiques du sang relatés plus loin.

Les résultats de ces examens ne fournirent pas la moindre orientation.

Le 1er août, la fièvre se transforma à nouveau pour revêtir le caractère de l'accès palustre avec ses trois stades classiques : grands frissons, avec sensation de froid intense, suivis de poussées de chaleur, puis de sueurs profuses. A ce moment, la fièvre atteignait 41 degrés et redescendait au-dessous de 36 degrés.

La rate était devenue perceptible.

En dehors des accès, le malade présentait un état général toujours bon et se levait pour aller et venir, ne voulant pas garder le lit.

Bien que ce jeune homme niât toute atteinte de paludisme antérieur, bien que les examens du sang n'aient rien révélé, l'origine corse du malade, la possibilité d'une contamination autochtone comme il en a été signalé, et surtout l'accès typique me firent supposer que j'étais en présence d'un cas de fièvre intermittente.

L'effet du traitement par les injections intramusculaires de quinine prescrites aussitôt, et dont les doses furent portées jusqu'à 2 grammes pro die, fut nul.

Je revins au traitement par l'argent colloïdal, lorsque brusquement, le 9 août, le tableau clinique se transforma.

Le malade se plaignit alors de céphalée intense, présenta des vomissements porracés ; un signe de Kernig des plus nets apparut ; et, tout cela, avec une transformation complète de l'état général.

Je dois noter que la disparition des accès se produisit en même temps que l'apparition de ces signes de localisation.

Une ponction lombaire pratiquée le 10 donna issue à un liquide purulent sous pression.

Après une seconde ponction, on injecta du sérum antiméningococcique polyvalent.

Le malade tomba dans le coma et mourut dans la matinée du 12 août, un mois après le début de la maladie.

Examens de laboratoire (faits par le Dr Chêné).

27 juillet 1916. — Hémoculture négative.

La recherche de l'hématozoaire du paludisme a été négative.

30 juillet. — Examen du sang :

Hématies	3.880.000
Leucocytes	21.000
Lymphocytes.	3
Mononucléaires.	7
Formes de transition	7
Polynucléaires neutrophiles	82
Polynucléaires éosinophiles	1
Polynucléaires basophiles	0

Conclusion : leucocytose à type de polynucléose. Pas d'hématozoaires.

10 août 1916. — Examen du liquide céphalo-rachidien : liquide purulent. Sur les frottis, nombreux leucocytes, avec prédominance marquée des polynucléaires.

Présence de rares diplocoques intracellulaires ne prenant pas le Gram.

Les cultures en milieux à l'ascite sont demeurées stériles.

Le méningocoque ne put être isolé et caractérisé, mais les frottis faits avec le liquide céphalo-rachidien montraient des diplocoques intracellulaires ne prenant pas le Gram. La marche de l'affection, les arthralgies, les éruptions viennent, d'autre part, confirmer la nature méningococcique de la maladie. Le malade présentait de l'hypertrophie de la rate.

OBSERVATION XXII (Aimé et Chéné)

Lucien B..., vingt ans, soldat au 29e régiment d'infanterie, entré d'abord à l'hôpital annexe le 15 février 1917 comme atteint de « courbature fébrile ». Fièvre et douleurs dans les jambes depuis plusieurs jours. Eruption papuleuse généralisée, sauf au tronc, au thorax et au dos, et non prurigineuse. Céphalalgie. Pas de vomissements. Insomnie.

20 février. — Constipation. Pas de raideur de la nuque. Le malade se plaint de douleurs dans les genoux, les coudes, les poignets et les chevilles.

4 mars. — L'érythème papuleux pâlit et les douleurs articulaires s'atténuent.

8 mars. — A 17 heures, frisson, stade algide, fièvre vive ; l'accès dure trois heures.

20 mars. — Les accès analogues au précédent se reproduisent dès cette date d'une façon intermittente et à des heures variables, chaque fois accompagnés d'érythème papuleux et d'arthralgie. Hémoculture négative et séro-diagnostic au 1/50 négatif pour Eberth et paratyphiques A et B.

4 avril. — Même état. Accès fébrile très irrégulier, avec stade de froid et stade de chaleur. L'examen du sang donne :

Hématies 3.490.000
Leucocytes 11.200

Formule leucocytaire :

Lymphocytes. 0
Mononucléaires 8
Formes de transition 6
Polynucléaires neutrophiles 86
Polynucléaires éosinophiles 0
Polynucléaires basophiles. 0
Myélocytes. 0

Conclusions : Polynucléose légère. Pas d'altération morphologique des hématies. *Pas d'hématozoaires du paludisme*.

6 avril. — Céphalée violente avec vomissement.

7 avril. — Le malade est transféré au service du Dr Aimé. Céphalée frontale très marquée. Flexion de la tête difficile. Réflexes tendineux diminués. Ni arthralgie, ni érythème.

Ponction lombaire immédiate : liquide légèrement trouble. Après centrifugation, culot assez abondant. Sur les frottis, très nombreux polynucléaires assez peu altérés, assez nombreux mononucléaires. Pas vu de microbes. Le liquide a été ensemencé sur milieux à l'ascite, les cultures sont demeurées stériles.

10 avril. — Deuxième ponction lombaire. L'examen du

liquide donne, le lendemain, les résultats suivants : liquide légèrement trouble ; après centrifugation, culot abondant ; sur les frottis, nombreux polynucléaires peu altérés, assez nombreux lymphocytes et mononucléaires. Pas de microbes. Cultures stériles. La réaction de Wassermann, pratiquée avec le liquide céphalo-rachidien, a été négative ; le cobaye inoculé avec le même liquide n'a présenté aucune lésion tuberculeuse au bout de six semaines.

13 avril. — Troisième ponction lombaire (20 centimètres cubes), suivie d'une injection intrarachidienne de sérum anti-méningococcique (10 centimètres cubes).

14 avril. — Chute de la température. Signe de Kernig. Mydriase. Réflexes rotuliens presque abolis. Réflexes abdominaux, crémastériens et plantaires conservés.

16 avril. — Reprise de fièvre. Quatrième ponction lombaire pour examen et qui amène momentanément une réapparition des réflexes rotuliens, un amoindrissement de la mydriase et de la douleur frontale et des globes oculaires à la pression. Liquide en hypertension et trouble. Après centrifugation, culot très net. L'examen des frottis montre de nombreux éléments dont la numération donne pour 100 :

Lymphocytes 61

Polynucléaires 39

La proportion des lymphocytes est plus grande que dans le précédent examen. Pas de microbes sur les frottis ; cultures stériles.

17 avril. — L'auscultation laissant entendre une expiration saccadée sous la clavicule droite, une inspiration rude sous la clavicule gauche et du retentissement de la toux dans les deux fosses sus-épineuses, on fait un examen des crachats. Pas de bacille de Koch.

19 avril. — Céphalée moins vive, mais élévation thermique. Raideur de la nuque moins prononcée.

20 avril. — Cinquième ponction lombaire, dont les résultats d'examen fournis le lendemain sont : liquide trouble, un peu plus clair cependant que précédemment. Après centrifugation, culot abondant. Sur les frottis, nombreux polynucléaires, lymphocytes et mononucléaires ces derniers très altérés. *Présence de très rares diplocoques intracellulaires ne prenant pas le Gram.* Pas d'autres microbes. Les cultures sont demeurées stériles.

21 avril. — Ponction lombaire et injection intrarachidienne de 35 centimètres cubes de sérum antiméningococcique.

22 avril. — Chute thermique. Injection sous la peau de 10 centimètres cubes de sérum antiméningococcique. Septième ponction lombaire pour examen du liquide : résultat identique au précédent, mais, cette fois, impossible d'y retrouver les diplocoques signalés. Rien dans les cultures.

23 avril. — Injection sous-cutanée de 10 centimètres cubes de sérum antiméningococcique. L'amélioration de l'état général est manifeste. La température se maintient normale.

24 avril. — Céphalée très diminuée. Réflectivité tendineuse normale. Réactions pupillaires normales. Flexion de la tête possible, mais limitée.

25 avril. — Injection de sérum sous la peau (20 centimètres cubes).

28 avril. — Dernière ponction lombaire (15 centimètres cubes de liquide un peu opalescent), suivie d'injection intrarachidienne de 10 centimètres cubes de sérum antiméningococcique. L'examen du liquide a donné les résultats suivants : liquide presque clair ; sur les frottis, nombreux éléments, partie égale de mononucléaires et de polynucléaires. Aucun microbe dans les frottis ni dans les cultures.

La dernière injection de sérum intrarachidien a provoqué une réaction sérique avec élévation thermique à 38°8 et rougeurs diffuses sur les cuisses ; le lendemain l'ordre était rétabli et le malade, peu à peu, est entré dans la convalescence. Guéri, il a quitté l'hôpital le 25 mai.

Cette observation est assez analogue à la précédente par la présence d'arthralgies et d'éruptions. La méningite apparut vingt-cinq jours après le début de la septicémie.

DEUXIÈME PARTIE

CHAPITRE PREMIER

ÉTUDE CLINIQUE

Il résulte de l'étude des différentes observations que nous venons de passer en revue, que des accès fébriles intermittents peuvent apparaître au cours de l'infection méningococcique et pendant longtemps demeurer le symptôme dominant de la maladie. Avant d'essayer de mettre en relief les caractéristiques de ce syndrome intermittent, quelques considérations sont nécessaires sur sa fréquence et les circonstances où il est apparu.

Fréquence. — Disons, tout d'abord, que cette forme de fièvre intermittente est rare. Nous n'avons pu réunir que vingt-deux observations ; il est vrai, que du fait de la guerre, notre bibliographie a été fatalement incomplète ; il semble aussi que c'est surtout en France que cette forme a été observée.

Netter, dans une statistique du 12 octobre 1917, relève seulement 5 cas de ce genre, sur 368 malades qu'il a traités. La fièvre intermittente méningococcique a été plus commune chez ses malades de ville, 3 fois sur 90, et il admet que cette fréquence plus marquée est due au fait que bien souvent les malades n'arrivent à l'hôpital que tardivement, tandis que les enfants de la clientèle de la ville sont infiniment plus surveillés et peuvent être observés dans le stade initial de leur maladie.

Les statistiques de Nobécourt portant sur 42 cas de méningite cérébro-spinale, celles de Capitan sur 45 cas, observés dans le service des contagieux de l'hôpital militaire Bégin, à Saint-Mandé, ne nous ont pas montré le syndrome intermittent. Il en est de même de la statistique de Neveu Lemaire, portant sur 55 cas traités à l'hôpital de Rosendaël (près de Dunkerque), pendant l'année 1915, de celle de Rubinrot, portant sur 56 cas observés dans la même région, du 19 septembre 1914 au 7 avril 1916.

Dans la XIVe Région, sur 161 cas observés pendant les premiers mois de la guerre dans les différents hôpitaux de contagieux que dirige notre maître, M. le professeur Paul Courmont (thèse Letounowska), nous n'avons trouvé aucun cas analogue et pourtant il y eut alors une recrudescence très marquée de la méningite cérébro-spinale.

Conditions étiologiques. — Le paludisme intervient-il pour donner à l'évolution de la maladie son caractère spécial? Nous avons retrouvé, dans les antécédents des malades, le paludisme dans deux cas (obs. VIII et XIV) : le malade avait eu assez long

temps auparavant des accès de fièvre paludéenne.
Pour un malade, l'idée d'une fièvre intermittente
s'imposa d'autant plus au début que la localité, où il
habitait, renfermait un hôpital de paludéens et que
des cas autochtones de paludisme y avaient été
observés (obs. XV). Deux autres malades (obs. XVI
et XXI) avaient été, l'un aux colonies, l'autre en Corse,
exposés aux atteintes de la malaria, mais n'avaient
jamais présenté d'accès palustre. Des jeunes enfants,
des nourrissons, ont pu présenter ce syndrome qui
paraît donc bien uniquement lié à l'infection par le
méningocoque.

Il faut noter, également, qu'il s'est agi presque toujours de cas d'infection méningococcique isolés, non
survenus en milieu épidémique; constatation à rap-
procher de la bénignité relative qu'à revêtu l'affection
chez la plupart des malades, puisque nous n'enre-
gistrons que trois décès. Du fait qu'elles se sont pro-
duites par cas isolés, ces formes d'infection méningococciques sont d'un diagnostic d'autant plus difficile
que la notion d'épidémicité n'était pas là pour orienter
vers la vraie cause des accès fébriles.

Symptomatologie. — Ainsi que nous l'avons
vu, en étudiant les observations, la fièvre intermittente, apparaissant chez un malade, infecté par le
méningocoque, est le plus souvent la manifestation
d'un état septicémique, d'une infection sanguine. Elle
est essentiellement caractérisée par les *accès fébriles*,
qui, brusques, violents, plus ou moins fréquents,
dominent le tableau clinique.

Le type quotidien est le plus fréquent : les accès reviennent tous les jours ; la température est normale le matin, puis, brusquement, dans l'après-midi, se produit une ascension à 39 ou 40 degrés. La température, après être restée haute pendant quelques heures, revient ensuite à la normale. Parfois, au contraire, c'est le matin que se produit l'ascension thermique avec chute brusque dans la soirée. Il peut, d'ailleurs, au cours de la maladie, se produire des accès fébriles, tantôt le matin, tantôt le soir.

Plus rarement, la fièvre revêt le type tierce, avec accès tous les deux jours : dans la journée qui sépare les deux accès, la température est normale (obs. I et II). Plus rares encore sont des accès, survenant à intervalles plus éloignés, tous les cinq jours (obs. IV et XX). Très souvent les accès sont très irréguliers : le malade restera deux ou trois jours apyrétique, puis viendra une série d'accès fébriles.

En même temps que se produit l'élévation de température, le malade passe par les trois stades habituels de l'accès palustre : frisson, chaleur, sueur. Le frisson est parfois intense ; dans d'autres cas, c'est plus une sensation de malaise général avec sensation de froid, qu'un frisson solennel, le malade ne claque pas des dents, il n'y a pas de tremblement des membres ; la céphalée est souvent intense et précède l'accès fébrile.

Puis, comme dans le paludisme, au bout d'un temps variable, une à deux heures, le malade se réchauffe, il a des bouffées de chaleur au visage, les yeux sont brillants, la peau est sèche, rouge. C'est alors que la température atteint son maximum, 40-40°5, elle

reste élevée pendant plusieurs heures, quatre à cinq
heures, et bientôt lui succèdent des sueurs abondantes,
accompagnées de sensation d'euphorie. Il est évident
que ce tableau des trois stades, que nous retrouvons
net dans plusieurs observations, peut n'être qu'é-
bauché; le malade passé par des alternatives de 37
à 40 degrés tous les jours ou tous les deux jours, sans
présenter de frissons, ou, au contraire, sans que la
chute de la température amène une grosse sudation,
L'accès fébrile passe, le malade s'endort, s'alimente et
se trouve bien jusqu'à ce que se reproduise un nouvel
accès fébrile. Parfois même l'amélioration est telle que
le malade peut se lever, sortir et se promener pendant
la journée d'apyrexie intercalée entre deux accès
(obs. XVII).

En effet, malgré ces ascensions de la température,
l'état général reste bon ; après les accès, l'appétit renaît
vite ; il y a peu d'amaigrissement. Cette amélioration
de l'état général, sitôt l'accès fébrile passé, est d'autant
plus saisissante que, si elle augmente la ressemblance
avec le paludisme, elle semble bien peu compatible
avec l'évolution d'une méningococcie.

Cette période de l'évolution de la maladie, où les
accès fébriles constituent le principal symptôme, peut
durer un temps variable que nous préciserons plus
loin ; mais, en général, d'autres manifestations apparaissent du côté des articulations et de la peau.

L'atteinte des articulations se retrouve dans plusieurs de nos observations (obs. VIII, IX, XIII, XV,
XXI), en général, sous forme de douleurs légères,
transitoires, localisées d'habitude aux cous-de-pied,

aux genoux, aux poignets. Ces douleurs frappent un jour une articulation, le lendemain une articulation voisine; elles augmentent d'intensité au moment de l'accès fébrile (obs. III, IX, XVII, XXII) et persistent après lui. Localement, il n'y a pas de modification de l'articulation atteinte, pas de rougeur de la peau, pas de gonflement articulaire.

Les éruptions. — Plus fréquentes que les arthralgies, sont d'aspect variable. Tantôt il s'agit de quelques vésicules d'*herpès* localisées aux lèvres (obs. VIII), au nez, aux oreilles (obs. IX). Tantôt ce sont des *taches rosées* abdominales, discrètes, ayant les dimensions d'une lentille, très légèrement papuleuses, s'effaçant à la pression ; elles peuvent même coïncider avec l'éruption d'herpès (obs. VIII). Plus souvent, il a été constaté des érythèmes à allure d'*érythème polymorphe* et nous trouvons une éruption de ce genre dans six cas ; ce sont des éléments arrondis, séparés par des intervalles de peau saine, ils ont la dimension d'une pièce de 1 franc ; par places, ils rappellent l'*érythème noueux* par leur saillie légère et leur induration douloureuse. Ils siègent sur les membres, en général près des articulations, mais peuvent apparaître au niveau de la face. Enfin cette éruption peut se généraliser à tout le corps (obs. II).

L'éruption peut être influencée par les accès fébriles : les malades des observations II et IX présentaient à chaque accès une éruption d'une vingtaine de placards rouges d'érythème noueux aux membres inférieurs ; quelques heures avant la fin de l'accès, l'exanthème devenait moins vif : seuls persistaient, pâlis, pendant un jour ou deux, les éléments noueux. On comprend qu'en présence des ces érythèmes et de douleurs articulaires, le diagnostic ait pû être souvent porté de rhumatisme articulaire et le malade mis d'abord au traitement salicylé. Enfin, nous retrouvons dans deux observations, une éruption de *purpura*, presque généralisée, constituée par endroits par des éléments revêtant l'aspect de larges placards de teinte violacée à bords irréguliers, et ailleurs par un piqueté violacé de petites taches très nombreuses (obs. IV et XVI) ne s'effaçant pas sous la pression et passant alternativement par les couleurs successives des extravasats sanguins. Netter a montré combien ces éruptions purpuriques sont fréquentes dans l'infection méningococcique ; elles indiquent que l'infection se généralise, prend un caractère septicémique et il a pu, avec Salanier, mettre en évidence le méningocoque dans les éléments purpuriques. La fréquence du purpura a d'ailleurs augmenté durant ces dernières années, marchant parallèlement avec celle des diverses manifestations extra méningées de la méningite cérébro-spinale, qui a pris de plus en plus le caractère septicémique. Ces éruptions, que l'on retrouve dans beaucoup de septicémies méningococciques et, qui, suivant l'expression de Netter, contribuent à leur donner « un air de famille » doivent donc retenir l'attention ; lorsqu'elles coïncident avec des arthralgies, elles constituent, avec l'accès fébrile, une véritable triade symptomatique.

L'examen général du malade ne montre en effet le plus souvent aucun autre symptôme. Le foie est normal ; le cœur est touché rarement (obs. IV). L'albu—

minurie a été signalée trois fois, elle s'est montrée très légère (obs. II, IV, VI). L'augmentation du volume de la rate a été notée dans six cas (obs. V, VIII, IX, XIII, XIV, XXI) et dans l'un d'eux (obs. VIII), il s'agissait d'une véritable splénomégalie, la rate dépassait le rebord costal de deux travers de doigt. Le système nerveux est normal ; on cherchera en vain, à cette période, de la raideur de la nuque ou une ébauche du signe de Kernig.

On ne saurait trop insister sur la pauvreté symptomatologique de cette infection et l'intégrité au moins apparente que présentent, au cours de cette septicémie prolongée, la plupart des viscères.

L'état général reste bon longtemps, malgré un état septicémique persistant pendant des semaines et même des mois, contrastant avec la chute rapide de l'état général dans le paludisme (obs. XVII et XX).

L'examen du sang a été fait dans six cas, et ne donna rien de caractéristique. Le nombre des leucocytes était augmenté (21.000, obs. XXI). En général la polynucléose neutrophile était prédominante. Une mononucléose légère fut toutefois notée dans une observation (obs. VIII).

Evolution de la fièvre intermittente méningococcique. — Deux cas sont à envisager :

A. — La septicémie reste pure.

B. — Elle évolue avec une détermination méningée.

A. *Septicémie méningococcique pure.* — Les cas où l'infection du sang ne se complique pas de l'apparition d'une méningite cérébro-spinale sont rares. Netter en a rapporté plusieurs observations bien démonstratives, notamment celle d'une fillette, qui fit une méningococcie pure avec purpura, et dont la sœur était atteinte au même moment de méningite cérébro-spinale. On connaît les observations d'Andrewes, de Bovaird, de Martini, et Rhode-Portret dans sa thèse, a groupé ces cas de méningococcie pure.

Parmi les observations que nous avons rapportées, six ont été uniquement des septicémies méningococciques sans aucune localisation méningée. Ces septicémies ont duré :

20 jours	. . . . .	Obs.	I
37 —	. . . .	—	II
75 —	. . . .	—	III
3 mois	. . . .	—	IV
3 — et demi	. .	—	V
4 —	. . . .	—	VI

L'affection fut caractérisée essentiellement par des accès de fièvre intermittente, avec des éruptions. La guérison survint pour cinq malades.

B. *Septicémie méningococcique avec localisation méningée.* — Plus fréquemment, au cours de la septicémie à méningocoque, se produit une localisation méningée, et c'est elle qui, en général, permet de faire le diagnostic.

Cette localisation apparaît à des intervalles très
variables, souvent longtemps après le début de l'affection. Nous précisons la date de son apparition dans
le tableau suivant :

17 jours	. . . . .	Obs. X
20 —	. . . . .	— XI
21 —	. . . . .	— XII
22 —	. . . . .	— XIX
25 —	. . . . .	— XXII
26 —	. : . .	— VIII
26 —	. . . . .	— XV
29 —	. . . . .	— XXI
37 —	. . . .	— XVII
41 —	. . . . .	— XVIII
45 —	. . . . .	— XIII
56 —	. . . . .	— IX
60 —	. . . .	— XX
62 —	. . . .	— VII
81 —	. . . .	— XIV

Le début des phénomènes méningés est très variable. Il est brusque avec une grande netteté de
symptômes dans plusieurs observations (obs. IX, XV,
XXI). Le malade est pris d'une céphalée intense ; on
constate du signe de Kernig, de la raideur de la nuque ;
les vomissements sont abondants. Plus rarement au
contraire, la méningite doit être recherchée : c'est
parce que l'attention était dirigée du côté des méninges, que Joltrain put la mettre en évidence ; la
céphalée était très faible, le signe de Kernig était à

peine ébauché (obs. XVIII). C'est à cause de la tension
d'une fontanelle que Netter fit, chez un nourrisson,
une ponction lombaire qui ramena du pus. Chez un
autre enfant atteint de septicémie avec accès fébriles
intermittents, c'est parce que la nourrice était allée
peu auparavant voir son propre enfant atteint de méningite, que Netter eut l'idée d'une infection méningococcique : l'existence de celle-ci fut confirmée par
l'évolution de la maladie. Dans l'observation XX, la
ponction lombaire fut faite parce que le malade présentait une très légère raideur du tronc au moment
des accès fébriles.

On voit à quel point les signes méningés peuvent
être alors légers et fugaces.

Dans une des observations que nous avons relatée
(obs. XVI), l'infection débuta par une méningite : le
liquide céphalo-rachidien devint bientôt clair sous
l'influence du sérum, mais la température persista,
avec de grandes oscillations, traduisant une infection
générale et, après une période de septicémie de
vingt jours, se produisit une nouvelle atteinte méningée.

Terminaison. — *L'évolution* fut heureuse dans
la plupart des observations que nous avons rapportées.
Malgré la longue durée de leur infection, tous les
malades, sauf trois (obs. V, XIII et XXI), ont
guéri.

Alors que dans les méningococcies les complications
sont fréquentes, pleurésies, iridocyclites, arthrites
suppurées, hémorragies dans les formes purpuriques

graves, nous ne trouvons à noter comme complication qu'une épididymite dans un cas (obs. XVI). La bénignité du pronostic, la rareté des complications justifient la qualification de méningococcémies subaiguës, appliquée à l'infection méningococcique accompagnée de fièvre intermittente.

Résultats de l'examen bactériologique. — Nous dirons, pour terminer, quelques mots sur les résultats que donna l'examen bactériologique dans les vingt-deux observations que nous avons rapportées.

Le microbe en cause ne put être isolé chez six malades ; toutefois en montrant de la polynucléose exclusive et la présence de diplocoques ne prenant pas le Gram, le laboratoire confirma la nature méningococcique de l'affection, que la clinique permettait de soupçonner.

Dans les seize observations où le microbe provenant soit de l'hémoculture, soit du liquide céphalo-rachidien put être identifié, il fut trouvé :

Treize fois : le méningococoque A.

Deux fois : le méningocoque B.

Une fois : un germe voisin des paraméningocoques, mais que l'auteur ne put caractériser.

L'hémoculture fut positive chez neuf malades.

CHAPITRE II

DIAGNOSTIC

La fièvre intermittente par infection méningo-coccique est d'un diagnostic difficile, et sa connaissance est d'autant plus nécessaire qu'elle a été plus souvent observée durant ces dernières années, où la méningite cérébro-spinale a tendance à prendre dans bien des cas un caractère septicémique et où les manifestations extraméningées de la méningococcie, les arthrites, le purpura entre autres, sont devenues plus fréquentes.

Diagnostic positif. — Il y aura lieu de penser à la possibilité d'une infection méningococcique, toutes les fois qu'un malade présentera des accès fébriles à type palustre, difficilement expliqués par les antécédents ; on recherchera les arthralgies, les éruptions à type d'érythème polymorphe, d'érythème noueux ou de purpura qui, avec la fièvre, constituent souvent la triade symptomatique de cette affection.

Mais le plus fréquemment la clinique ne pourra, elle seule, établir le diagnostic, et c'est le laboratoire qui viendra caractériser l'affection. L'hémoculture surtout sera d'un précieux secours. Elle a permis de déceler l'agent pathogène dans les observations de Salomon, de Liebermeister, de Marie, de Monziols et Loiseleur, de Chevrel et Bourdinière, de Bray, etc. Dans cette dernière observation, il fut pratiqué quinze hémocultures, au cours d'une septicémie qui dura trois mois : toutes les hémocultures, sauf la dernière, donnèrent du méningocoque. Dans l'observation VI, quatre hémocultures faites à des intervalles d'une semaine donnèrent toutes les quatre du méningocoque. Pour que l'hémoculture garde toute sa valeur, il faut qu'elle soit faite au moment d'un paroxysme fébrile. L'observation IX est, à ce point de vue, bien démonstrative : une première hémoculture faite entre deux accès resta stérile; une seconde, pratiquée au contraire en plein accès, donna du méningocoque. L'hémoculture aura le grand avantage de permettre ultérieurement de caractériser le microbe par les fermentations sucrées et surtout par l'agglutination avec les sérums méningococciques agglutinants A, B, C. On aura ainsi des données précieuses pour déterminer la variété du sérum thérapeutique à employer.

On pourra, également, essayer de caractériser l'affection en essayant l'agglutination d'un méningocoque de laboratoire par le sérum du malade, comme le conseille Netter. On ne considérera la réaction comme positive que si elle atteint le taux de $1/100^e$. On a pu observer des agglutinations à un taux plus élevé $1/200^e$, $1/400^e$ (Netter).

Le microbe en cause, s'il ne peut être mis en évidence dans le sang, devra être recherché dans le cavum naso-pharyngien, dont l'ensemencement pourra donner d'utiles indications, surtout s'il est fait dans les premiers temps de la maladie.

L'hémoculture, l'ensemencement du cavum permettront de reconnaître à la périodc de septicémie la fièvre intermittente d'origine méningococcique ; mais, comme les observations cliniques nous l'ont montré, les cas sont plutôt rares où une détermination méningée ne se produit pas. C'est elle qui bien souvent établira le diagnostic. La raideur, le signe de Kernig, montrent l'existence d'une méningite et la ponction lombaire permettra de préciser sa nature : le liquide trouble sera déjà une grosse présomption ; le microscope montrera uniquement ou presque des polynucléaires altérés, renfermant des cocci ne prenant pas le Gram. On ensemencera le culot de centrifugation du liquide sur gélose ascite ou sur gélose sanglante, et il sera facile, une fois le microbe obtenu, de le caractériser. On se rappellera, cependant, que parfois le liquide de ponction lombaire peut être clair et c'est un point sur lequel Netter et Debré ont insisté à la Société de Biologie. On n'oubliera pas que l'on peut ne pas voir de méningocoque sur les frottis faits avec le culot de centrifugation du liquide céphalo-rachidien et que les cultures peuvent rester stériles.

Il faudra alors tenir grand compte de l'état d'altération ou de non altération des polynucléaires : dans les épanchements puriformes aseptiques des méninges, décrits par Widal, les polynucléaires ne sont pas altérés. On fera l'examen clinique du liquide en attachant une importance toute particulière à la recherche du sucre (Mestrezat) qui disparaît dans le liquide céphalo-rachidien des malades atteints de méningite aiguë à méningocoque. Récemment encore, Guy Laroche et Pignot ont insisté sur la concordance des données de l'examen chimique et des constatations cliniques dans la méningite cérébro-spinale. Nous-même, dans notre cas, et dans les dix méningites cérébro-spinales que nous avons pu observer pendant l'année 1917, avons toujours constaté l'absence de sucre dans le liquide céphalo-rachidien au cours de la maladie : lorsque le liquide redevenait clair et que la lymphocytose commençait à apparaître, le sucre réapparaissait parallèlement.

Diagnostic différentiel. — C'est en s'aidant du laboratoire, on le voit, que l'on arrivera à rattacher à sa vraie cause la fièvre intermittente d'origine méningococcique, car la ressemblance est grande avec le *paludisme*, avec l'accès de paludisme secondaire, que l'on observe chez les malades revenus des pays à malaria. L'ascension de température est brusque ; elle s'accompagne de trois stades, frisson, chaleur, sueur, suivis d'une amélioration notable de l'état du malade. Le paludisme peut se compliquer d'érythèmes rubéoliformes ou scarlatiniformes, parfois même de purpura, comme l'ont observé Rathery et Lévy, chez un paludéen, qui présenta une éruption purpurique généralisée. On comprend ainsi que cette forme d'infection méningococcique ait été presque toujours, à un moment de son évolution, confondue avec le paludisme. Toutefois le paludéen prend vite un teint pâle, cireux, que l'on ne retrouve pas dans l'infection méningococcique; on recherchera l'hypertrophie de la rate, que nous trouvons pourtant notée dans six observations (obs. V, VIII, IX, XIII, XIV, XXI), mais qui est infiniment plus fréquente dans la malaria. L'inefficacité du traitement quinique, administré pendant plusieurs jours, est une constatation de grande valeur. Nous rappelons, enfin, l'importance de la recherche de l'hématozoaire dans le sang prélevé au moment d'un accès fébrile et coloré par les méthodes à l'éosinate de bleu de méthylène : si la fièvre intermittente relève du paludisme, il sera bien étonnant de ne pas trouver, sur les frottis, l'hématozoaire, que l'on reconnaîtra toujours, quelle que soit sa variété ou le stade de son évolution, à sa structure, faite d'une masse de chromatine colorée en rouge et de protoplasma teinté en bleu.

Parfois le paludisme a pu se compliquer de symptômes méningés, même assez caractérisés pour simuler la méningite cérébro-spinale (de Massary). On tiendra compte de leur possibilité et l'on se rappellera que le liquide céphalo-rachidien, s'il peut être modifié au cours de l'accès palustre, ne présente, en général, que de la lymphocytose (Monnier-Vinard, Paisseau et Lemaire), n'a jamais l'aspect purulent et ne présente pas la polynucléose de la méningite cérébro-spinale.

On éliminera les *accès de fièvre bilio-septique* traduisant une inflammation des voies biliaires. Les antécédents lithiasiques, la douleur vers la région vésiculaire et l'empâtement du péritoine à ce niveau, pourront, dans ce cas, orienter l'attention.

L'infection urinaire des malades atteints de cystite,

de pyélonéphrite ascendante peut déterminer, elle aussi, un accès fébrile, avec les trois stades caractéristiques, mais il sera facile d'écarter ce diagnostic.

La tuberculose pulmonaire aiguë, la granulie, surtout lorsqu'elle frappe les séreuses, évolue parfois avec de grands accès fébriles, même accompagnés de frissons. Mais l'état général sera vite très altéré, alors que dans les méningococcies il reste longtemps bon et des localisations pulmonaires ne tarderont pas à se produire.

La pyohémie peut aussi présenter une courbe en « clochers de cathédrale »; on recherchera la porte d'entrée; souvent des localisations purulentes se produiront dans la plèvre, le foie, le rein ; ou bien une bourse séreuse, une gaine tendineuse, deviendront douloureuses, tuméfiées et bientôt fluctuantes par formation d'un abcès métastatique.

La syphilis peut donner lieu au syndrome intermittent, soit qu'il apparaisse au moment de la roséole, soit que, plus tardif, il soit lié à de la périostite. Netter a rapporté récemment à la Société médicale des Hôpitaux deux cas de fièvre intermittente, due à des gommes et cédant rapidement au traitement spécifique.

Morichau-Beauchant, puis Boidin, ont décrit sous le nom de *fièvre des tranchées* une affection brusque dans laquelle après un plateau fébrile de quatre à six jours aux environs de 39 degrés, avec courbature généralisée, la température redevient normale avec toutefois des accès fébriles intermittents; sans frisson initial et sans crise sudorale. L'hémoculture ne décèle aucun germe, mais les auteurs anglais ont pu transmettre la maladie à des hommes volontaires par injection intraveineuse du sang ou des globules des malades.

L'endocardite maligne a souvent comme principal symptôme une série de grandes élévations thermiques. Debré a insisté sur sa forme prolongée où peuvent apparaître des éruptions purpuriques, des arthralgies et où la rate peut être grosse. Ce diagnostic sera particulièrement difficile à éliminer si l'auscultation ne révèle rien d'anormal au cœur, si des embolies ne viennent pas attirer l'attention par des accidents cérébraux ou rénaux.

Nous rappelons que la *spirochétose ictero-hémorragique* a des formes sans ictère, qu'elle peut s'accompagner de phénomènes méningés (Costa et Troisier) Si le tracé thermique a pu parfois présenter des « élévations en *clochers* », ce n'est que tout à fait exceptionnellement. En cas de doutes, la recherche du spirochète dans l'urine, l'inoculation au cobaye du sang ou de l'urine du malade viendront lever les doutes.

Le champ du diagnostic, on le voit, est très vaste : beaucoup d'affections peuvent présenter le syndrome intermittent à un moment quelconque de leur évolution. Déjà Murchison[1], en 1879, mentionnait onze causes possibles de fièvre intermittente en dehors de la malaria et s'efforçait de mettre en lumière les caractères permettant de différencier leurs diverses variétés. Il pensait, d'ailleurs, que la liste n'était pas close : la fièvre intermittente d'origine méningococcique est venue justifier ses prévisions.

[1] Cité par Netter.

CHAPITRE III

TRAITEMENT

Le diagnostic de fièvre intermittente due au méningocoque étant fait, le laboratoire montrant la présence de méningocoques soit dans le sang, soit dans les méninges du malade, le traitement par le sérum antiméningococcique, seul traitement véritablement causal s'impose. Il est intéressant, toutefois, de noter que la guérison a pu se produire sans l'intervention du sérum (obs. I, III, VI, VII); après une septicémie qui dura des semaines, même quatre mois (obs. VI), le sang finit par se débarrasser du méningocoque.

A. Sérothérapie. — Choix du sérum. — L'efficacité du sérum antiméningococcique n'est pas discutable, mais il faut opposer au microbe en cause le sérum qui lui correspond. On sait combien la question des méningocoques s'est compliquée du fait d'une séparation plus précise de différents types bien voisins, mais que l'agglutination divise nettement. Il sera donc de toute nécessité d'isoler le microbe, de le caractériser, pour pouvoir choisir le sérum thérapeutique approprié. En attendant cette différenciation, il sera prudent d'injecter tout d'abord un mélange des sérums A et B, qui correspondent aux deux types de méningocoques les plus fréquemment rencontrés ; lorsque le microbe sera caractérisé, on se servira uniquement de sérum A, B, C ou D. On sait que le sérum A, actuellement délivré par l'Institut Pasteur, correspond au serun antiméningococcique de Dopter et que les sérums B, C, D, sont des sérums contre les paraméningocoques, dont le type le plus fréquent est le type B. Il est à souhaiter qu'un sérum soit préparé, également actif contre les divers types de méningocoque. Nicolle a récemment immunisé simultanément le cheval contre le méningocoque du type A et du type B et ce sérum polyvalent a donné dans sept cas (fin décembre 1917), d'excellents résultats à Netter. Il faut souhaiter que ce sérum bivalent, qui s'adresse aux types rencontrés dans la grande majorité des cas, soit fourni en abondance. L'avenir, comme le dit Netter « nous apprendra, si à ce sérum bivalent, également efficace contre les types A et B, il sera possible de substituer un sérum plus polyvalent, actif en même temps contre les types C et D, et ceux qui, sans doute, viendront ultérieurement à notre connaissance ».

MODE D'ADMINISTRATION. — Si la nature méningococcique de l'affection n'est reconnue qu'au moment de l'apparition des signes méningés, il est évident que la voie rachidienne s'impose. La ponction lombaire, qui aura montré l'existence d'un liquide céphalo-rachidien trouble, sera immédiatement suivie de l'injection de sérum. Mais souvent la fièvre intermittente dure des semaines et les signes méningés n'apparaissent que tardivement; parfois même la septicémie évolue seule, sans localisation méningée ; contre cette méningococcie, comment faut-il diriger le traitement sérothérapique ?

La majorité des auteurs qui ont employé la *voie sous-cutanée* la reconnaissent insuffisante. Netter, après avoir utilisé les injections sous-cutanées dans de nombreux cas de septicémie à méningocoque, avec éruption de purpura la déclare peu efficace. Ce procédé est le seul à produire les accidents locaux et d'autre part l'absorption des sérums par la voie sous-cutanée est beaucoup plus lente qu'on ne le pense, ainsi que le démontrent les constatations d'Henderson Smith. Cet auteur fait à l'individu sain une injection sous-cutanée de sérum antidiphtérique et mesure à intervalles rapprochés la teneur du sang en antitoxines; cette teneur, le lendemain de l'injection, représente seulement le cinquième du taux maximum, qui ne sera atteint qu'à la soixante-huitième heure. Cette lenteur d'absorption rend les injections sous-cutanées de sérums inférieures aux injections intraveineuses, et elle explique la différence de leur valeur thérapeutique. Ces faits sont bien établis au point de vue curatif pour le tétanos et la diphtérie par les expériences d'Arloing. La non efficacité ou du moins l'efficacité réduite du sérum antiméningococcique injecté sous la peau, est assez caractéristique des sérums antimicrobiens : sérum antipesteux, sérum antipneumonique, comme l'ont montré les recherches récentes faites à l'Hôpital et à l'Institut Rockfeller (Avery, Dochez, Chickering et Cole).

Faut-il donc à la fièvre intermittente par méningococcie pure opposer la *sérothérapie rachidienne,* alors qu'il n'y a aucune manifestation du côté des méninges ? Elle est en tous cas efficace et Netter a rapporté à plusieurs reprises des cas de méningococcie sans méningite traités par la sérothérapie rachidienne et guéris. Cette constatation cadre avec les expériences de Debré et Lemaire, qui ont montré que les éléments du sérum injectés dans le canal rachidien apparaissent extrêmement vite dans le sang où ils peuvent être mis en évidence. La voie rachidienne a d'autre part pour Netter, l'avantage d'être plus inoffensive que la voie veineuse. Pourtant, dans une de nos observations, la première injection de . sérum antiméningococcique dans le canal rachidien chez un malade (obs. IX) qui n'avait jamais reçu de sérum auparavant, a déclenché des accidents dramatiques, douleurs rachidiennes et céphalée violente, angoisse suivie de respiration stertoreuse, cyanose intense de la face, pouls imperceptible. Une ponction lombaire fut faite immédiatement ; on retira 10 centimètres cubes de liquide et on injecta sous la peau 1 milligramme d'adrénaline. Presque aussitôt cessèrent ces accidents menaçants, qui sont difficilement explicables, puisque c'était la première injection de sérum chez un sujet non sensibilisé par une injection antérieure de sérum de cheval.

Il semble plus logique d'appliquer à une septicémie sanguine, la *sérothérapie intraveineuse.* L'observation II est à ce point de vue assez démonstrative : le

malade qui ne présenta jamais de méningite fut traité
par les injections de sérum intraveineux (20, 5, 20,
20 centimètres cubes) à cinq jours d'intervalle, et la
guérison d'un état septicémique, qui durait depuis
vingt jours fut ainsi rapidement obtenue. Le malade
de Bray (obs. IV) reçut 260 centimètres cubes de
sérum intraveineux, et malgré cette haute dose de
sérum, la septicémie persista pendant trois mois, non
influencée apparemment par le traitement sérothérapique. Dans ces deux cas, il est à noter que chaque
injection intraveineuse du sérum fut suivie d'une
violente réaction : dans le premier cas, violent accès
fébrile, dépassant parfois même les maxima atteints
par la courbe thermométrique, avant le traitement
sérothérapique ; dans le second, frisson intense avec
état général grave, tendance au collapsus survenant
tantôt immédiatement, tantôt une demi-heure, tantôt
une heure après l'injection et ces accidents étaient si
dramatiques qu'ils firent arrêter la sérothérapie. On
peut se demander, dans l'interprétation de ces faits,
si l'action bactériolytique du sérum antiméningococcique n'est pas entrée en jeu, pour mettre en liberté
dans le torrent circulatoire après chaque injection, une
quantité anormale de toxines, qui se répandant dans
la circulation, amenaient la brusque ascension de température et le frisson ; s'il ne s'est pas passé, en un
mot, quelque chose analogue au « phénomène de la
veine » de Dopter et Briot. On sait que l'injection d'un
mélange de sérum antiméningococcique et de méningocoques dans la veine d'un cobaye neutre amène en
quelques minutes la mort de l'animal, alors que l'ino-

culation de la même dose de microbes ou bien n'est
pas mortelle, ou bien n'amène la mort, qu'après vingt-
quatre heures. C'est à cause de ces réactions violentes
de la sérothérapie antiméningococcique intraveineuse,
que Netter, qui les a observées également, conseille de
préférer à l'injection intraveineuse en apparence plus
logique, l'injection intrarachidienne, moins dange-
reuse. Il sera bon toutefois de ne renoncer aux injections intraveineuses dans une méningococcie que si
vraiment elles déclenchent des réactions trop graves,
et pour les éviter on injectera d'abord 10 centimètres
cubes de sérum, puis une demi-heure ou une heure
après, la dose voulue, c'est-à-dire 30 ou 40 centimètres cubes. Ce procédé, en tous points analogue à celui
employé par Dopter pour la préparation des chevaux
destinés à fournir le sérum antiméningococcique, présentera le maximum de chances d'éviter le choc, dû soit
au sérum seul, soit à l'action du sérum surles méningocoques, qui pourraient se trouver dans la circulation.

Doses. — Quel que soit le mode d'administration
employé il faudra faire dès le début le sérum à hautes
doses, 30, 40, 50 centimètres cubes. Dans deux de
nos observations, il a suffi de quelques injections pour
faire cesser l'état septicémique à type de fièvre intermittente qui évoluait depuis longtemps (obs. II et XX).
Dans d'autres, au contraire, il a fallu des injections
répétées ; dans d'autres enfin, le sérum est peut-être à
incriminer, car il a paru peu actif, et il y a lieu de se
demander si le sérum employé correspondait bien au
microbe en cause (obs. IV et VIII). Le sérum sera
injecté avec une extrême lenteur ; on arrêtera l'injec-

tion s'il survient un incident. Le sérum aura été au préalable porté à la température du corps, par chauffage au bain-marie.

Les injections seront répétées systématiquement pendant plusieurs jours consécutifs; on évitera de laisser entre deux injections un temps suffisant pour l'apparition de l'anaphylaxie, c'est-à-dire six ou huit jours. Si le sujet a reçu antérieurement une injection de sérum de cheval, on évitera les accidents anaphylactiques, en faisant des vaccinations subintrantes, comme l'indique Besredka. La technique à employer sera alors la suivante :

1º Diluer le sérum (5 centimètres cubes par exemple), dans dix fois son volume d'eau physiologique stérile ;

2º Injecter 1 centimètre cube de cette dilution dans la veine du pli du coude. Attendre quatre minutes, puis injecter 3 centimètres cubes de cette solution. Deux minutes après, introduire 10 centimètres cubes de cette dilution dans la veine. Enfin, après un nouvel intervalle de deux minutes, pratiquer une dernière injection, comportant 25 centimètres cubes de la dilution de sérum antiméningococcique.

Après ces différentes injections, le malade peut être considéré comme vacciné contre les accidents anaphylactiques. Il est à même de recevoir, dix minutes après la dernière injection de sérum dilué, 20, 30 ou 40 centimètres oubes de sérum pur, non dilué, en injection intrarachidienne ou intraveineuse.

B. Traitement général. — Si le sérum est le

principal agent thérapeutique de l'infection méningococcique, on ne négligera pas pourtant les autres médications.

En cas de septicémie pure, on pourra avoir recours aux métaux colloïdaux, or, argent, ce dernier en injections intraveineuses, ou en frictions.

Si l'infection s'est localisée sur les méninges, on se rappellera que les bains chauds ont une action très appréciable sur la raideur et sur les douleurs.

On soutiendra l'état général du malade par les toniques et même une alimentation restreinte, en dehors des accès fébriles, surtout lorsque la fièvre intermittente méningococcique aura tendance à se prolonger.

C. Prophylaxie. — Enfin, à l'isolement du malade, on joindra une désinfection soigneuse de son linge et des objets qui auront été en contact avec lui. On ne saurait trop insister sur le rôle que les malades atteints de fièvre intermittente d'origine méningococcique peuvent jouer pour la diffusion du méningocoque, du fait même que le diagnostic de leur affection n'est fait que tardivement. Ces malades ne sont pas isolés dès le début de leur maladie, ils risquent de contagionner leurs voisins de lit, les infirmiers qui les soignent : ceux-ci deviennent des porteurs de germes et iront à leur tour contagionner d'autres individus. On fera donc un isolement aussi hâtif que le permettra le diagnostic; on recherchera les porteurs de germes, qui seront eux aussi isolés et ne reprendront leur vie normale, que lorsque les cultures de rhino–pharynx auront montré l'absence du méningocoque.

CONCLUSIONS

Les conclusions que nous tirons de l'étude que nous venons de faire, sont en partie identiques à celles que M. le professeur Netter donnait dans sa communication à la Société médicale des Hôpitaux en octobre 1917 :

I. — Des accès fébriles à type quotidien, tierce, ou même plus espacés, peuvent être la principale manifestation de l'infection par le méningocoque de Weichselbaum, et cette fièvre intermittente traduit en général une septicémie sanguine méningococcique.

II. — Les accès fébriles sont accompagnés, comme l'accès palustre, des trois stades de frissons, chaleur, sueurs. Ils coïncident souvent avec des arthralgies et des poussées éruptives : herpès, taches rosées, erythème noueux ou polymorphe, purpura. La rate peut être hypertrophiée.

III. — Dans le plus grand nombre de cas, des symptômes de méningite apparaissent au bout d'un temps variable. La méningite peut manquer.

IV. — Le diagnostic de la fièvre intermittente méningococcique sera authentifié par le laboratoire : hémoculture, examen du liquide céphalo-rachidien, recherche de l'hématozoaire dans le sang. La confusion est facile avec le paludisme.

V. — A cette fièvre intermittente, on opposera le traitement sérothérapique. S'il y a méningite, la voie rachidienne s'impose. S'il y a méningococcie sans méningite, le mode d'administration le plus logique est l'injection intraveineuse, mais elle donne de grosses réactions et sera employée avec prudence ; la voie sous-cutanée est généralement insuffisante, la voie rachidienne pourra être utilisée.

BIBLIOGRAPHIE

———

AIMÉ et CHÉNÉ, Contribution à l'étude de la septicémie prolongée, due à un germe voisin du méningocoque (type
pseudopalustre avec localisation méningée tardive).
(Paris Médical, 9 février 1918.)

BARRAL, COULOMB et COUTON, Un cas de septicémie paraméningococcique traité par le sérum antiparaméningococcique. *(Société Médicale Hôpitaux,* 14 juin 1912.)

BARTHÉLEMY, *Influence de la voie d'introduction sur le développement des effets préventifs et curatifs des sérums
antitoxiques* (Thèse, Lyon, 1902).

BEAUCHANT, Fièvre des tranchées *(Presse Médicale,* 1916, nos 47
et 61.)

BESREDKA, Anaphylaxie et antianaphylaxie. (Paris, 1917, et
Paris Médical, 4 novembre 1911.)

BESREDKA et Mlle LISSOFSKY, De l'anaphylaxie par voie rachidienne. *(Société Biologie,* 1910.)

BEZANÇON et GUSMAN, Deux cas de méningite cérébro-spinale à
forme pseudopaludéenne. *(Société Médicale Hôpitaux,*
12 octobre 1917.)

BITTORF, Ueber septische Meningokokkeninfection. *(Deutsche
Med. Wochenschrift,* 9 septembre 1915.)

BOIDIN, Fièvre des tranchées. *(Société Médicale Hôpitaux,*
24 novembre 1916.)

BONNEL et JOLTRAIN, Méningites cérébro-spinales latentes. *(Société Médicale des Hôpitaux,* 21 janvier 1916.)

BRAY, Chronic méningococcus septicémia associated with

pulmonarytuberculosis, septembre 1915. *(The Archives of internal Médicine.)*

Briot et Dopter, 1° Pathogénie des accidents observés au cours de l'immunisation des chevaux contre le méningocoque ; 2° Moyens de prévenir les accidents observés chez le cheval au cours d'immunisation antiméningococcique. *(Société de Biologie, 1910.)*

Cantieri, Infezione meningococcica senza localizzazioni e meningite tardiva. *(Rivista critica de clinica medica,* 10-17 novembre 1917.)

Canuet, *la Méningite cérébro-spinale.* (Thèse, Paris, 1900.)

Capitan, Quelques remarques sur les cas de méningite cérébro-spinale. *(Bulletin de l'Acad. de Médecine,* 2 novembre 1915.)

Challamel, Sur un cas de septicémie de nature indéterminée à forme pseudo-palustre terminée par une méningite causée par un germe à type de méningocoque. *(Progrès Médical,* décembre 1917.)

Chevrel et Bourdinière, Septicémie méningococcique à caractère de fièvre intermittente. *(Société Médicale des Hôpitaux,* 29 juillet 1910.)

Coles, Présence du Méningocoque dans le sang périphérique. *(The Lancet,* 10 avril 1915.)

Colette, *Contribution à l'étude étiologique, clinique et thérapeutique de la M. C. S.* (Thèse, Paris, 1917.)

Costa et Troisier, 1° Réactions méningées dans la spirochétose ictéro-hémorragique. *(Société Médicale Hôpitaux,* 10 et 24 novembre 1916). — 2° Spirochétose ictéro-hémorragique sans ictère, hémorragies, ni rechutes. *(Société Médicale Hôpitaux,* 10 novembre 1916.)

Debré, *Recherches épidémiques cliniques et thérapeutiques sur la méningite cérébro-spinale.* (Thèse, Paris, 1911.)

— L'endocardite maligne à évolution lente. *(Société Médicale Hôpitaux,* 30 novembre 1917, et *Presse Médicale,* 8 novembre et 17 décembre 1917.)

Debré et Lemaire, Etude sur le passage dans le L. C. R. des

sérums antitoxiques. *(Journal Physiologie et Pathologie générale,* mars 1911.)

DOPTER, L'infection paraméningococcique. *(Paris Médical,* 12 octobre 1912.)

FOLLET et SACQUEPÉE, Sur les septicémies en général et les septicémies méningococciques en particulier. *(Presse Médicale,* 20 janvier 1906.)

GORDON, Identification of the Meningococcus. *(Journal of the Royal Army med.-corps,* mai 1916.)

GRALL et MARCHOUX, Paludisme. *(Traité de Pathologie exotique.)*

GUY LAROCHE et PIGNOT, Le sucre du L. C. R. dans les méningites aiguës. *(Paris Médical,* 1917, 14 avril.)

HANDA et NANJO, Relation d'une épidémie de méningite cérébro-spinale. *(Zeitschrift f. Militärarzte in Tokio,* 1913.)

HENDERSON SMITH, Absorption des sérums thérapeutiques par la voie sous-cutanée. *(Journal of Hygiène,* 1907.)

HUTINEL, Sérothérapie et anaphylaxie dans la méningite cérébro-spinale. *(Presse Médicale,* 2 juillet 1910.)

HUTINEL et DARRÉ, les Accidents d'anaphylaxie sérique dans la méningite cérébro-spinale. *(Journal Médical français,* 1910, p. 384.)

LANCELIN, Méningococcémie à caractère de fièvre intermittente au déclin d'une méningite cérébro-spinale. *(Soc. Méd. des Hôpitaux,* 12 octobre 1917.)

LETOUNOWSKA, *la Méningite cérébro-spinale dans la région lyonnaise (hiver 1914-1915).* (Thèse, Lyon, 1915.)

LIEBERMEISTER, Méningokokkensepsise. *(Münchener medizinische Wochenschrift,* 22 septembre 1908.)

LOISELEUR, *les Infections sanguines* (Thèse, Paris, 1906.)

Pierre-Louis MARIE, Deux cas de septicémie prolongée à type pseudo-palustre avec épisode méningé tardif, dus à des germes voisins du méningocoque. Guérison par le sérum polyvalent antiméningococcique. *(Société Médicale des Hôpitaux,* 9 février 1917.)

L. MARTIN, Rapport de la Commission pour l'étude des réinjections sériques. (*Société Médicale Hôpitaux*, 19 novembre 1915.)

DE MASSARY et TOCKMANN, Un cas de paludisme avec réaction méningée violente simulant la méningite cérébrospinale. (*Société Médicale Hôpitaux*, 30 novembre 1917.)

MESTREZAT, *le Liquide céphalo-rachidien normal et pathologique.*

MONIER-VINARD, PAISSEAU et LEMAIRE, Etude de la cytologie du liquide céphalo-rachidien au cours de l'accès palustre. (*Société Médicale Hôpitaux*, 20 octobre 1916.)

MONZIOLS et LOISELEUR, Deux cas de méningococcie sans méningite. (*Société Médicale des Hôpitaux*, 25 février 1910.)

MORPURGO et FERRIO, Setticemia meningococcica senza fenomeni di meningite (Giornale della R. Accademia di medicina di Torino, juin-septembre 1917.)

MURCHISON, Clinical Lecture on the causes of intermitting or paroxysmal pyrexia, and on the differential characters of its several varieties. (*Lancet*, 3 et 10 mai 1879.)

NETTER, Un cas de méningite cérébro-spinale prolongée. Bons effets de ponctions lombaires pratiquées à onze reprises. Modifications du liquide. (*Société Médicale des Hôpitaux*, 28 juillet 1899.)

— Traitement de la méningite cérébro-spinale suppurée. Bains chauds prolongés. Ponctions lombaires répétées. Collargol. Efficacité du sérum antiméningococcique. (*Société Médicale des Hôpitaux*, 11 décembre 1908.)

— Les méningites cérébro-spinales frustes. (*Le Monde Médical*, 15 février 1914.)

— Efficacité du sérum antiméningococcique dans l'épidémie actuelle de méningite cérébro-spinale. (*Bulletin de l'Académie de Médecine*, 29 juin 1915.)

— Les formes purpuriques de la méningite cérébro-spinale. Nécessité de l'emploi de sérums antiméningococciques polyvalents. (*Revue de Médecine*, mars 1916 et 28 juillet 1916.)

— Fièvre à allure intermittente d'origine syphilitique. *(Société Médicale Hôpitaux,* 17 novembre 1916.)

— Diversité des méningocoques. Prédominance de deux types. Importance de leur distinction. *(Société Médicale Hôpitaux,* 20 juillet 1917.)

— Différenciation des méningocoques par l'agglutination. Efficacité du sérum bivalent A + B. *(Société Médicale des Hôpitaux,* 7 décembre 1917.)

— Fièvre intermittente par septicémie méningococcique. *(Société Médicale des Hôpitaux,* 12 octobre 1917, et *Archives de Médecine des Enfants,* avril 1918.)

NETTER et DEBRÉ, Septicémie méningococcique sans méningite. Efficacité du sérum antiméningococcique. *(Académie de Médecine,* 27 juillet 1909.)

— *la Méningite cérébro-spinale.* (Paris, 1911.)

NETTER et SALANIER, Présence du méningocoque dans les éléments purpuriques au cours de l'infection méningococcique. *(Société de Biologie,* 22 juillet 1916.)

— Caractères anormaux du liquide céphalo-rachidien dans la méningite cérébro-spinale. Absence possible ou apparition tardive des méningocoques. *(Société Médicale Hôpitaux,* 18 juin 1915.)

NEVEU-LEMAIRE, Observations relatives aux cas de méningite cérébro-spinale à méningocoques traités à l'Hôpital militaire de Dunkerque. *(Bulletin de l'Académie de Médecine,* 18 avril 1916.)

NICOLLE, DEBAINS et TOUAN, Sur les méningocoques et les sérums antiméningococciques. *(Société Médicale des Hôpitaux,* 20 juillet 1917.)

NOBÉCOURT, JURIE DES CAMIERS et TOURNIER, la Conduite de la sérothérapie de la méningite cérébro-spinale épidémique. *(Société Médicale Hôpitaux,* 30 juillet 1915.)

— De la nécessité de poursuivre les injections de sérum dans certaines formes prolongées et à reprises de méningite cérébro-spinale. *(Société Médicale Hôpitaux,* 19 novembre 1915.)

OETTINGER, Pierre-Louis MARIE et BARON, Un nouveau cas de septicémie à paraméningocoques avec épisodes méningés à répétition. *(Société Médicale des Hôpitaux,* 2 mai 1913.)

PISSAVY, RICHET et PIGNOT, Typhose méningococcique. *(Société Médicale des Hôpitaux,* 15 décembre 1911.)

PORTRET, *les Méningococcies.* (Thèse, Paris, 1913.)
RADEFF, *les Infections à paraméningocoque.* (Thèse, Paris, 1912.)
RAFFAELLI, Sulla presenza dell meningococco nel sangue. *(Gazz. osp. clin.,* 1917.)
RATHERY et LÉVY, Eruption purpurique généralisée à très larges éléments chez un paludéen. *(Société Médicale Hôpitaux,* 7 juillet 1916.)
RUBINROT, De la méningite cérébro-spinale. *(Bulletin de l'Académie de Médecine,* 22 mai 1916.)

SAINTON et BOUSQUET, les Types cliniques de la septicémie méningococcique. *(Journal des Praticiens,* n° 44, 1915.)
SALOMON, Ueber Meningokokkenseptikœmie. *(Berliner Klinische Wochenschrift,* 19 novembre 1902.)
SERR et BRETTE, Méningite cérébro-spinale à caractère de fièvre intermittente. *(Société Médicale des Hôpitaux,* 28 décembre 1917.)

A. VAHRAM, Cas de fièvre intermittente fruste d'origine syphilitique. *(Société Médicale Hôpitaux,* 2 février 1917.)
VERBIZIER (DE), la Méningite cérébro-spinale et ses acquisitions récentes. *(Revue générale de pathologie de guerre,* 1916, n° 1.)
VERNONI, les Formes graves de la séro-anaphylaxie chez l'homme. *(Rivista di clinica Pediatria,* n° 78, 1917.)

WIDAL, les Epanchements puriformes aseptiques des méninges. *(Revue de Médecine interne,* avril 1909.)

ZEISSLER et RIEDEL, Zwei Fälle von meningosepsis ohne meningitis. *(Deutsche médizinische Wochenschrift,* 1er mars 1917.)

TABLE DES MATIÈRES

AVANT-PROPOS . . . .

INTRODUCTION ET DIVISIONS   7

PREMIÈRE PARTIE. — Etude des Observations. . .   11

   Chapitre premier. — Septicémies méningococciques   15
      ayant évolué avec de la fièvre intermittente
      (hémocultures positives).   15
     1° Septicémies sans méningite cérébro-spinale . .   15
     2° Septicémies avec méningite cérébro-spinale. . .   31

   Chapitre II. — Méningites cérébro-spinales précédées
      d'une période d'infection caractérisée par la fièvre
      intermittente (hémocultures négatives). . . .   51

DEUXIÈME PARTIE. — Chapitre premier. — Etude
     clinique   91

   Chapitre II. — Diagnostic   103

   Chapitre III. — Traitement et prophylaxie..   110

CONCLUSIONS   119

BIBLIOGRAPHIE   121

www.ingramcontent.com/pod-product-compliance
Ingram Content Group UK Ltd.
Pitfield, Milton Keynes, MK11 3LW, UK
UKHW020847120726
13693UKWH00002B/861